国医大师

孙申田

论经络与经络辨证

主编 孙申田 王玉琳

全国百佳图书出版单位

中国中医药出版社

·北京·

图书在版编目（CIP）数据

国医大师孙申田论经络与经络辨证 / 孙申田，王玉琳
主编 . —北京：中国中医药出版社，2023.12
ISBN 978 - 7 - 5132 - 8296 - 3

Ⅰ . ①国… Ⅱ . ①孙… ②王… Ⅲ . ①经络辨证
Ⅳ . ① R241.7

中国国家版本馆 CIP 数据核字（2023）第 129053 号

中国中医药出版社出版

北京经济技术开发区科创十三街 31 号院二区 8 号楼
邮政编码　100176
传真　010-64405721
廊坊市佳艺印务有限公司印刷
各地新华书店经销

开本 880×1230　1/32　印张 8.75　字数 204 千字
2023 年 12 月第 1 版　2023 年 12 月第 1 次印刷
书号　ISBN 978 - 7 - 5132 - 8296 - 3

定价　62.00 元
网址　www.cptcm.com

服 务 热 线　010-64405510
购 书 热 线　010-89535836
维 权 打 假　010-64405753

微信服务号　zgzyycbs
微商城网址　https://kdt.im/LIdUGr
官 方 微 博　http://e.weibo.com/cptcm
天猫旗舰店网址　https://zgzyycbs.tmall.com

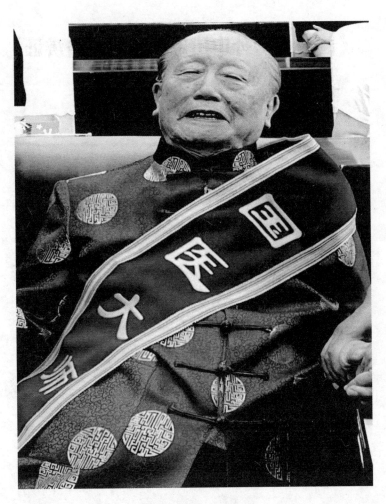

国医大师孙申田近照

孙申田简介

孙申田，1939年3月23日出生，哈尔滨人。黑龙江中医药大学附属第二医院名誉院长，二级教授，国务院政府特殊津贴获得者。第四届国医大师，首届全国名中医，全国优秀教师，第一批至第七批全国老中医药专家学术经验继承工作指导老师，"全国中医药杰出贡献奖"获得者。

20世纪70年代初，孙申田在国内首次提出将针灸学与现代神经内科学相结合，组建了黑龙江中医药大学第一个针灸神经内科病房，系统地把中医、中药、针灸疗法引入神经内科学领域，创建了针灸学新的临床、教学及科研模式，深受广大患者欢迎，并得到业界同行的认可。他多次到国内外进行学术讲座，扩大了黑龙江针灸学科在国内外的学术影响。

在针灸学科建设初始，他大力提倡"继承与创新针灸"。为了培养针灸专业人才，他积极协同老一辈针灸学家创建了黑龙江中医学院（现黑龙江中医药大学）针灸系，提出在针灸学专业课程设置上，除传统授课内容外，还应增加西医学理论，并培养出具有传统中医理论与技能和现代自然科学知识的新型针灸学人才。他在全国中医药院校率先设立神经定位诊断学及神经病学课程，并亲自讲授。同时，十分注重将理论教学融于临床实践，强调临床疗效是中医、针灸的灵魂，提出并践行"院系合一"的教学体制，成立了黑龙江中医药大学针灸推拿学院暨附属第二医院，时任院长。在这种培养模式下，他陆续培养出一大批针灸学科创新人才。如今这些人已遍布世界各地，很多人在专业领域卓有建树。此外，孙申田还创立青年科研基金，用于扶持和鼓励青年一代传承创新中医药事业的发展。为探索中医药学术传承及推广应用的有效方法，经上级批准，哈尔滨和地市级中医院先后成立了全国名中医孙申田工作室，孙申田亲自出诊指导，并建立常态化交流与带教模式，助推中医药事业的传承发展。

在60余年的行医过程中，孙申田始终工作在临床、教学及科研第一线，每日临诊百余人。他创新头针疗法，善用独特的"孙氏针法"和"孙氏腹针疗法"治疗各科疾病，屡起沉疴。他重视经络辨证，继承与丰富了传统针灸取穴方法。他领衔开展了"头皮针刺运动诱发电位的研究""电针运动区不同强度对脑影响"等系列研究，证实了大脑功能定位与头皮对应关系选穴的正确性，强调疗法与疗效的关系，扩大了头针疗法的治疗范围，提出头针疗法是我国自主创新的中西医结合新疗法。近年来，他又提出"孙氏经颅针刺刺激疗法"，为揭示头针机制提供了新的假说；首次证实头穴对周围神经损伤的治疗作用，主持的针刺促进神经损伤修复研究，从周围神经损伤、脊髓、脑等方面，客观证实了针刺促进神经损伤修复的作用机制；在针刺选穴配方基本原则与方法方面，他首次提出根据疾病损伤部位与解剖生理学相对应的选穴方法，为临床选穴配方提供了新的理论依据。他先后在各级期刊发表论文百余篇，获国家级、省部级奖项10余项，曾担任普通高等教育中医药类规划教材《经络学》副主编。他将半个多世纪的学术经验和技术专长进行总结整理，形成了《新编实用针灸临床歌诀》《孙申田医案精选》《孙申田针灸治验》《经颅针刺刺激疗法》等十余部著作。

孙申田教授的宏愿是毫无保留地把毕生的学术经验贡献给中医药事业，促进中医药的创新发展，培养更多的针灸人才。正如他在《七十述怀》诗句中所表达的那样："扬鞭更出夕照外，愿做识途马蹄轻！"

前　言

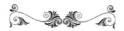

　　本书是在复习经络结构学、经络生理学、经络病理学的基础上，重点讲述经络的应用。经络是人体不可缺少的结构，与脏腑学说构成了中医学基础理论的核心，是中医学人体整体论的基础。气和血是人类生命生存的物质基础，而经络则是气血运行的通道。它把气血输送到人体的各个部位，使各个组织器官发挥正常的生理功能。正如《金匮钩玄·血属阴难成易亏论》所言："目得之而能视，耳得之而能听，手得之而能摄，掌得之而能握，足得之而能步，脏得之而能液，腑得之而能气。是以出入升降，濡润宣通者，由此使然也。"所以说，经络是人体不可缺少的结构。

　　本书重点讨论经络在指导临床中的应用，即"经络辨证"疗效是中医的灵魂。辨证是中医学的精华，每个疾病在不同的病理过程中，其表现的症状是不同的，根据其表现的症状进行辨证施治，符合疾病的发展规律，是科学的，也是西医学需要学习和借鉴的。不同类别的疾病应用的辨证方法不同，所以有了八纲辨证、脏腑辨证、六经辨证、卫气营血辨证等方法。经络辨证是中医辨证的重要组成部分，亦是中医证候学的重要构成。

　　经络辨证主要用于针灸选穴配方的治疗，对于指导针灸取穴有着特殊的作用。它既是几千年来历代名家的经验积累，也是中医宝库中的精华。"传承精华"是每个中医工作者的责任，目的是在继承先人经验的基础上"守正创新"，用现代科学理论解读中医药原理，创造出具有中国特色的医疗体系。

　　经络辨证之前并非未提过，现行的教材、临床应用中均有。但其距古代的论述与应用有很大的差距。简单地说，我们继承和发扬传统的"经络辨证"还远远不够。在教材和针灸治疗方面往往只停留在理论上，而在实践中并没有得到广泛应用。如近年的教材论及"痹证"治疗时均以局部选穴为主，即使选择了几个与经络循行有关的穴位，其指导思想也不是在经络辨证指导下产生的。而"痹证"恰恰是应用经络辨证选穴配方的最佳适应证（统称为痛证）。我们多年的实践经验证实，应用经络辨证选穴治疗各种痛证及因疼痛导致的功能障碍有极其特殊的疗效。正如《灵枢·九针十二原》所言："效之信，若风之吹云，明乎若见苍天。""夫善用针者，取其疾也，犹拔刺也，犹雪污也，犹解结也，犹决闭也。"《针灸大成·标幽赋》中也记载了"劫病之功，莫捷于针灸"。这些都是先贤几千年实践经验的精辟总结。

我们多年的临床实践经验也证实了这个结论的正确性，对一些疼痛和功能障碍有着立竿见影的疗效，具有其他疗法无法比拟的神奇功效，中医药的博大精深由此体现得淋漓尽致。

《灵枢·卫气》曰："能别阴阳十二经者，知病者所生，候虚实之所在者，能得病之高下。"《灵枢·官能》载："察其所痛，左右上下，知其寒温，何经所在。"《灵枢·经脉》将不同证候按十二经脉系统予以分类，成为历代临床辨证归经的依据。窦汉卿《针灸指南》指出："论脏腑虚实，须向经寻。"明代张天锡《经络考》载："脏腑阴阳，各有其经，四肢筋骨，各有所主，明其部，以定经，循其流，以寻源。"围绕脏腑经络进行辨证，可以有的放矢地指导选穴。《灵枢·终始》曰："病在上者，下取之；病在下者，高取之。病在头者，取之足；病在腰者，取之腘……"《肘后歌》载："头面之疾针至阴，腿脚有疾风府寻。"

综上可以看出古代医家对经络辨证的重视，提出了应用范围，故经络辨证是指导针灸选穴配方的重要方法。

所谓经络辨证，一是指经络定位诊断法。根据疾病发生部位与经络循行分布的关系，辨别病在何经、何络、何筋，是循经选穴配方的依据。二是经络脏腑证候辨证法。十二经联属六脏六腑，奇经八脉联属奇恒之腑，脏腑之病通过经络反映于体表，从而构成经络脏腑辨证与各经腧穴治病的依据。

经络辨证的特点主要表现在以下几个方面。

一是疗效快：真正体现了古代记载的"劫病之功，莫捷于针灸"。"效之信，若风之吹云，明乎若见苍天"。尤其是治疗疼痛或因疼痛引起的各种功能障碍性疾病，经络辨证有着立竿见影的效果，这在临床上几乎百用百验。

二是取穴少而精：针刺是一种侵入性物理疗法。它是将特殊制作的针灸针刺入穴位，根据腧穴的位置和治疗疾病的要求而深浅度不一，但针刺的穴位必须产生"感觉"，即专业术语所称的"得气"。患者感觉针下酸、麻、胀、重，术者手下则有沉、紧、滞、涩，"如鱼吞钩饵之沉浮"，欲提不出、欲进不进之感。针刺入穴道，指切、舒张、提捏，各种快速进针法均会产生不同程度的疼痛。所以，取穴越少，患者的痛苦越小。这也符合《灵枢·官能》所说的"知其气所在，先得其道，稀而疏之"的原则，其意就是诊断病在何经、何络、何脏、何腑，取穴要少而准。

针灸师是指在中医理论指导下，具有熟练操作技能的医生。他必须掌握一套严格规范的程序，不是选穴越多越好，针扎得越多越好，这点古人早已有定论。而当代针灸师关于"传承精华"、继承先辈之经验"守正创新"还做得远远不够，经络辨证的临床应用与推广也是如此。

三是选穴、配方具有可重复性：这是一种疗法和科学研究成果的重要标志，证明它是否科学，在同样的条件下能得到相同的结论。经络辨证治疗疾病，在其适应证内有着非常良好和可靠的重复性，只要按照既定条件规范操作，便能获得同样的疗效。我们已经过大量的临床实践证实了这个特点。所以，经络辨证具有一定的科学性。这对经络的应用和经络实质研究有着十分重要的作用。

四是应用经络辨证选穴、配方进一步证实了穴位作用的相对特异性：我们就非循经选穴与循经选穴进行了临床疗效观察，结果显示，按经络辨证选穴的即刻效应优于非循经选穴，再一次证实了穴位的相对特异性。

关于什么是经络，目前还没有明确的解释，经络的实质尚未完全揭示，但不能因为没弄清楚经络实质，而质疑它对中医基础理论的指导作用。经络在中医基础理论中占有极其重要的地位，是不可缺少的。

经络辨证用于临床，对于指导针灸选穴与配方有着令人神奇的功效，并可证明经络的客观存在，为经络实质研究提供新的思路。经络究竟以什么形式存在，是人体的一个独立结构还是人体已知结构的未知功能，我们的观点趋向后者。

循经取穴是根据疾病发生部位与经络循行与分布的关系进行选穴与组方的治疗方法，是经络辨证的重要组成部分，也是指导针灸选穴治疗的主要原则。循经取穴可分为循本经取穴、循表里经取穴、循多经取穴和循同名经取穴。

循本经取穴法又可分为循本经首尾取穴法、循本经上病取下法（即病在上取之于下）、循本经下病取上法（即病在下取之于上）。循表里经取穴法又可分为循表里经首尾取穴法、循表里经上病取下法、循表里经下病取上法。循多经取穴法又可分为循多经首尾取穴法、循多经上病取下法、循多经下病取上法。循同名经取穴法又可分为循同名经首尾取穴法、循同名经上病取下法、循同名经下病取上法。关于经络脏腑辨证书中会详细论述。

本书还列举了 30 多个典型案例，以说明经络辨证在临床的具体应用。这些典型案例只是我们实际工作中的沧海一粟，我们每天接诊近百名患者，几乎天天都有奇效的案例发生。重复的案例只选择其中的典型病例加以介绍。这些案例都是真实的写照，并且都是临床常见的疾病。如果临床中遇到此类患者，只要按此法操作，都会有同样的效果。本书实用性强，可供读者参考。

编者

2023 年 6 月

目 录

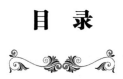

经络概述

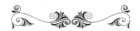

一、什么是经络

经络是"经"与"络"的统称，包括经脉和络脉两部分，但两者又各有不同的含义。"经"系经脉，有路径的意思，是经络系统中的纵行主干部分；"络"系络脉，有网络的意思，纵横交错，网布全身，是经络系统中的分支部分。经与络虽有区别，但其循行分布则是紧密联系、彼此衔接、如环无端的。《灵枢·邪气脏腑病形》说："十二经脉，三百六十五络。"《灵枢·脉度》说："经脉为里，支而横者为络，络之别者为孙……"经脉分布较深，不能见到，络脉分布浮浅，常可见到。《灵枢·经脉》说："经脉者，常不可见也。""诸脉之浮而常见者，皆络脉也。"

经络中经气的循行流注是昼夜不休的。通过经气的作用，人体各部的功能得到适当的调节，从而使整个机体保持正常的生理活动。

经络中的经气源于脏腑之气，所以，经气的虚实又反映出脏气的盛衰。脏与腑、脏腑与体表之间的多种复杂的生理功能活动又赖于经络的沟通；同样，它们之间的各种病理关系也会在经络上表现出来。经络学说和藏象学说的有机联系，体现了中医学的整体观念。临床上辨明经络、分清虚实、选取腧穴、运用刺法、调理气血均要以经络理论为依据。故《灵枢·经别》说："夫十二经脉者，人之所以生，病之所以成。人之所以治，病之所以起。"

这就说明，无论是人体保持正常的健康水平，还是产生疾病，或是治愈疾病，无不与十二经脉有着密切的关系。正如《灵枢·经脉》所云："经脉者，所以能决死生，处百病，调虚实，不可不通。"明朝马元台也说："十二经之脉，学医之第一要义，不可不究……不识经络，开口动手便错。"明朝李梴亦指出："医而不知经络，犹人夜行无烛，业者不可不熟。"所以作为一名医生，必须精通经络学说。

二、经络的命名

经络的命名主要是根据阴阳学说，结合脏腑、手足而定的。古人在长期生活实践中观察到，任何事物的变化都有发生、发展、消亡的不同阶段。在这些阶段中，其盛衰和消长的程度也有所不同。因此，由一阴一阳衍化出三阴三阳。阴的方面，分为太阴、少阴、厥阴；阳的方面，分为太阳、少阳、阳明。三阴三阳皆以阴阳的盛衰而命名。少阳是阳气之始，太阳是阳气之盛，阳明是太、少两阳相合，阳气盛极；少阴是阴气初生，太阴是阴气隆盛，厥阴是太、少两阴之交，阴气之极。将三阴三阳配合手足，成为手三阴和手三阳、足三阴和足三阳，合为十二经。以经脉的循行部位，结合内为阴、外为阳，腹为阴、背为阳，脏为阴、腑为阳的阴阳概念，而确定了十二经的名称，即手太阴肺经、手厥阴心包经、手少阴心经、手阳明大肠经、手少阳三焦经、手太阳小肠经、足太阴脾经、足厥阴肝经、足少阴肾经、足阳明胃经、足少阳胆经、足太阳膀胱经。

奇经八脉的命名也有一定的意义。任脉，有总领全身阴经的作用，故又叫"阴经之海"。督脉，有总督全身阳经的作用，故又叫"阳经之海"。冲脉之"冲"，有冲要之意。因这条经脉位居冲要之处。带脉之"带"，有束带之意。该脉在季肋下绕身一周，束腰如带，能总束阴阳诸经。阴跷、阳跷之"跷"，有轻健之意，又为足跟之别名，两脉均起于足跟部、足踝下，循行于下肢外侧面的叫阳跷，循行于下肢内侧面的叫阴跷，二脉共同主持人体的运动功能，因二脉都上行于目内眦，故又能司眼睑之开阖。阴维、阳维之"维"，是维系之意，阳维行于阳部，能维系一身之阳经，主一身之表；阴维行于阴部，维系一身之阴经，主一身之里。其他如十二别、十五络脉等，都以其别出正经为名。十二经筋、十二皮部也与所属的正经连称。

三、十二经脉的流注规律

十二经脉不仅各自有一定的循行通路，而且经与经之间也有着密切的联系。其联系途径主要是阴经与阳经交接、阳经与阳经交接、阴经与阴经交接、十二经脉依次交接。

1. 阴经与阳经交接

阴经与阳经在四肢部衔接，如手太阴经在食指端与手阳明经交接，手少阴经在小指与手太阳经交接，手厥阴经在无名指端与手少阳经交接，足阳明经从足大趾与足太阴经交接，足太阳经从足小趾斜趋足心与足少阴经交接，足少阳经从足大趾爪甲后与足厥阴经交接。

2. 阳经与阳经交接

同名的手足阳经在头面相接，如手足阳明经都通于鼻旁，手足太阳经均通于目内眦，手足少阳经皆通于目外眦。

3. 阴经与阴经交接

如足太阴与手少阴交接于心中，足少阴与手厥阴交接于胸中，足厥阴与手太阴交接于肺中。

4．十二经脉依次交接

十二经脉通过手足阴阳表里经的连接而逐经相传，就构成了一个周而复始的传注循环。其交接情况可概括为手三阴从胸走手交手三阳，手三阳从手走头交足三阳，足三阳从头走足交足三阴，足三阴从足走胸交手三阴。

四、十二经脉的气血多寡

《素问·血气形志》云："太阳常多血少气，少阳常少血多气，阳明常多气多血，少阴常少血多气，厥阴常多血少气，太阴常多气少血。"十二经脉气血多寡之歌诀：多气多血唯阳明，少气太阳厥阴同，二少太阴常少血，六经气血须分清。针刺时，气少者不可泻气太多，血少者不可泻血太多。

经络结构

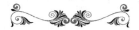

　　人体经络系统的结构是由经脉、络脉和连属于体表的十二筋经、十二皮部组成。其中，经脉包括十二正经、奇经八脉和十二经别，络脉包括十五络脉和难以计数的浮络和孙络。十二经脉和奇经八脉都有一定的循行路线，经脉的循行分布与该经所主的病候和腧穴的主治有内在的联系，掌握经脉的体表循行路线及其在体内与脏腑和组织的联系，有助于理解各经病候和所属腧穴的主治范围和特点。

一、十二经脉循行

　　十二经脉在四肢的分布规律是：太阴在前，厥阴在中，少阴在后；阳明在前，少阳在中，太阳在后；只有足厥阴和足太阴在内踝上八寸以下为厥阴在前、太阴在中，属特殊情况。

　　十二经脉在躯干、头面的分布也一定规律，即手三阴经均联系胸，足三阴经均联系胸或腹，手足六阳经则均联系头，故有"头为诸阳之会"的说法。其中阳经较阴经分布更广，尤以足三阳经为最广。在躯干上一般是阳明经行于身前，少阳经行于身侧，太阳经行于身后。

　　除上述提及的体表循行通路外，十二经脉还深入人体内部，分别与脏腑发生属络关系。脏腑以脏为阴、腑为阳，故阴经属脏而络腑，阳经则属腑而络脏。由此而得出十二经脉与六脏六腑的络属关系是：手太阴经属肺络大肠，手阳明经属大肠络肺；足阳明经属胃络脾，足太阴经属脾络胃；手少阴经属心络小肠，手太阳经属小肠络心；足太阳经属膀胱络肾，足少阴经属肾络膀胱；手厥阴经属心包络三焦，手少阳经属三焦络心包；足少阳经属胆络肝，足厥阴经属肝络胆。

（一）手太阴肺经循行

肺手太阴之脉，起[1]于中焦[2]，下络大肠，还循胃口[3]，上[4]膈[5]属肺。从肺系[6]横[7]出腋下，下循臑[8]内。

行少阴心主之前，下[9]肘中，循臂[10]内上骨[11]下廉[12]，入[13]寸口[14]，上鱼，循鱼际[15]，出[16]大指之端。

其支[17]者，从腕后直出次指内廉，出其端。

《灵枢·经脉》（图1）

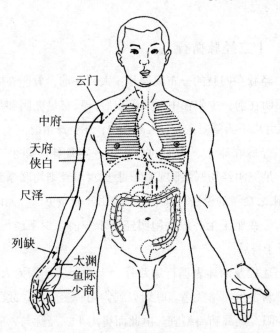

云门
中府
天府
侠白
尺泽
列缺
太渊
鱼际
少商

图1 手太阴肺经循行路线

【注释】

［1］起：马元台："发也。"指经脉开始。

［2］中焦：横膈与肚脐之间部位，约胃脘部——中脘穴。

［3］还循胃口：其经脉去而又返回的叫还，沿着行走者叫循；胃上口叫贲门，胃下口叫幽门。此指胃上口。

［4］上：从下向上叫上。

［5］膈：指横膈膜。

［6］肺系：气管及喉咙部。

［7］横：与躯干的上下纵轴相交叉的叫横。

［8］臑：指上臂，相当于肱骨部，即肩以下。

［9］下：从上向下叫下。

［10］臂：又称下臂，指前臂，即肘以下腕以上部位。

［11］上骨：前臂有两根骨，名叫尺骨、桡骨，当前臂移位时，在前者称上骨，在后者称下骨（即上骨指桡骨，下骨指尺骨）。

［12］廉：侧旁，边缘之意。

［13］入：从浅入深称入。

［14］寸口：又叫气口，腕后桡动脉搏动处。

［15］鱼际：掌骨之前，大指本节后，真肉隆起处，称大鱼际。在小指后的骨侧称小鱼际。

［16］出：由深入浅称为出。

［17］支：从主干分出的支者，称支。

【译文】

手太阴肺经经脉，起始于中焦（中脘穴处），向下联络于大肠（约当水分穴），因肺与大肠相表里。回上来到胃的上口（贲门处），穿过横膈膜而直属于肺脏。

从属肺系（气管、喉咙部）横向侧胸上部浅出体表、走向腋部、向下沿上臂内侧。

行走于手少阴心经与手厥阴心包经之前，下过肘关节内侧，沿着前臂内侧桡骨之下缘，进入腕后桡动脉搏动处，上行经手大鱼际肌边缘，终止于大拇指桡侧的尖端。

它的支脉从腕后桡骨茎突上方分出，沿第二掌骨背侧走食指桡侧端，交手阳明大肠经。

（二）手阳明大肠经循行

大肠手阳明之脉，起于大指次指之端，循指上廉，出合谷两骨之间[1]，上入两筋[2]之中，循臂上廉，入肘外廉，上臑外前廉，上肩，出髃骨[3]之前廉，上出于柱骨之会上[4]，下入缺盆[5]络肺，下膈属大肠。

其支者：从缺盆上颈，贯[6]颊，入下齿中；还出夹[7]口，交[8]人中——左之右，右之左，上夹鼻孔。

《灵枢·经脉》（图2）

【注释】

[1] 合谷两骨之间：合谷，穴名；两骨指第一、第二掌骨。合谷位于第一、二掌骨间。

[2] 两筋：拇长伸肌腱与拇短伸肌腱。

[3] 髃骨：肩胛骨与锁骨结合处。髃即隅，角之意。

[4] 柱骨之会上：会，交会、汇合的意思。张景岳："肩背之上，颈项之根为天柱骨，六阳皆会于督脉之大椎是为汇上。"王冰：《素问·气府论》："柱骨之会各一，谓天鼎二穴，在颈缺盆上至扶突、气舍后同身寸之半寸，手阳明脉气之所发。"

[5] 缺盆：锁骨上二窝（锁骨上凹陷）穴位，位于凹陷处中点（足阳明胃经穴位）。

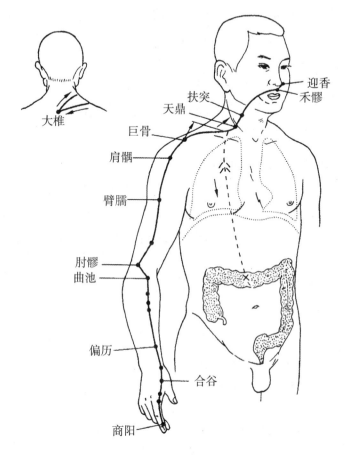

图 2　手阳明大肠经循行路线

[6] 贯：由它的中间穿过谓之贯。

[7] 夹：平行两旁或两侧。

[8] 交：两条或两条以上的经脉彼此相交。

【译文】

手阳明大肠经脉，起于食指桡侧尖端，循食指的桡侧缘，过第一、二掌骨间的合谷穴，直上经过拇长伸肌腱与拇短伸肌腱之间，沿前臂桡侧，进入肘外缘，再沿上臂外侧前缘，上肩、出肩峰前缘，向上出于颈椎，与六阳经聚会于大椎穴，向下进入缺盆，入胸腔络于肺脏，再过膈，入腹属于大肠。

其支脉从缺盆，经过颈旁，穿过颊部，进入下齿床中（齿槽），又从内向外走出，回经上唇，左脉向右，右脉向左，交叉于人中，继续上行而终鼻旁。

（三）足阳明胃经循行

胃足阳明之脉，起于鼻，交频中，旁纳[1]太阳之脉，下循鼻外，入上齿中，还出夹口，环[2]唇，下交承浆[3]，却[4]循颐[5]后下廉，出大迎[6]，循颊车[7]，上耳前，过[8]客主人[9]，循发际，至额颅[10]。

其支者，从大迎前下人迎[11]，循喉咙，入缺盆，下膈，属胃络脾。

其直者，从缺盆下乳内廉[12]，下夹脐，入气街[13]中。

其支者，起于胃口，下循腹里，下至气街中而合，以下髀关[14]，抵伏兔[15]，下膝髌中，下循胫[16]外廉，下足跗[17]，入中指内间。

其支者，下廉三寸而别[18]，下入中指外间。

其支者，别跗上，入大指[19]间，出其端。

《灵枢·经脉》（图3）

【注释】

[1] 纳：入的意思。

[2] 环：围绕于四周。

[3] 承浆：穴名，下唇中央凹际处。

[4] 却：进入后而又退出。

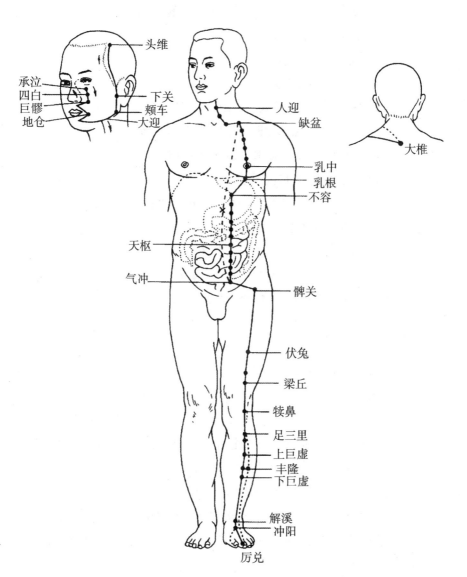

图 3　足阳明胃经循行路线

［5］颐：颊外上方，口角外下方，腮的下方部位。

［6］大迎：穴名，颌下动脉搏动处。

［7］颊车：穴名，咀嚼肌终点处。

［8］过：通过的意思。

［9］客主人：即上关穴，位颧弓上缘凹陷中。

［10］额颅：前额部，即发际与两眉之间部分。

［11］人迎：穴名，循喉旁颈动脉搏动处。

［12］乳内廉：乳房内侧缘。

［13］气街：又名气冲，一指气血运行的通路，一指穴名。这里主要指后者，位腹股沟内侧。

［14］髀关：髀者，股也。穴名。

［15］伏兔：穴名，在膝上六寸。又指部位，即股四头肌群。

［16］胫：指小腿，即膝以下足以上部位。

［17］跗：足背部。

［18］别：另外分出的支脉为别。

［19］指：古时指与趾同用。

【译文】

足阳明胃经之脉，起于鼻之两旁（与迎香穴相接），上至鼻根部，左右相交于鼻根部，向上走目内眦入于足太阳膀胱经（睛明穴），向下沿鼻的外侧，入上齿槽中，回转过来，夹口两旁，环绕口唇，向下交会于颏唇沟（承浆穴），再沿腮下后方出大迎穴，沿下颌角（颊车）上行耳前，过上关穴处，沿发际至前额。

它的支脉，从大迎前下走人迎，沿喉咙入缺盆，下过横膈，属于胃络于脾。

直行的支脉，从缺盆下行乳房两侧，向下夹脐进入腹股沟内侧（气冲穴）。

它的旁支，走于胃下口（幽门），向下沿着腹内，直至腹股沟内侧（气冲穴处）与前支脉相汇合，再由此下行大腿的髀关穴，到伏兔，下至膝外缘，向下沿胫骨外侧至足背，入足二趾与中趾之间。

另一支脉，从膝下三寸处分出，走至足中趾外侧趾缝间。

另一支脉，从足背上分出，进入足大趾之趾缝间，出于它的末端。

（四）足太阴脾经循行

脾足太阴之脉，起于大指之端，循指内侧白肉际[1]，过核骨[2]后，上内踝前廉，上腨[3]内，循胫骨后，交出厥阴[4]之前，上循膝股内前廉，入腹属脾络胃，上膈，夹咽，连舌本[5]，散舌下。

其支者，复[6]从胃别上膈，注心中。

《灵枢·经脉》（图4）

【注释】

[1] 白肉际：又叫赤白肉际，四肢掌面色浅与背面色深的交界处。

[2] 核骨：第一跖趾关节后凸起部。

[3] 腨：腓肠肌。

[4] 交出厥阴：交叉而出至足厥阴肝经之前。

[5] 舌本：舌根。

[6] 复：再。

【译文】

足太阴脾经之脉，起于足大趾末端，沿足大趾内侧赤白肉际分界处，过趾跖关节后的凸起部，上行足内踝之前方，再上行小腿肚，沿胫骨后缘，交出于足厥阴肝经之前，上行股内侧前缘，

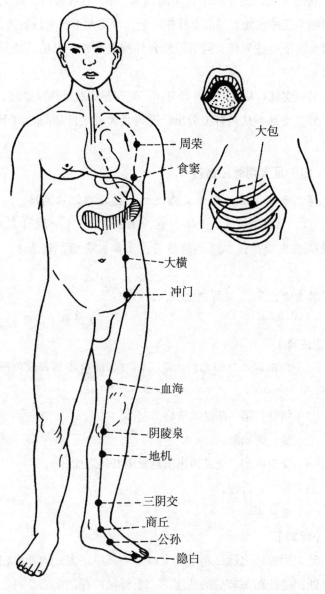

大包

周荣

食窦

大横

冲门

血海

阴陵泉

地机

三阴交

商丘

公孙

隐白

图 4 足太阴脾经循行路线

直到腹内，入属脾脏，联络胃腑，上过横膈，夹着咽喉，连于舌根，散布于舌下。

一支脉，再从胃腑分出，上过横膈，流注于心中。

（五）手少阴心经循行

心手少阴之脉，起于心中，出属心系[1]，下膈络小肠。

其支者，从心系上夹咽，系目系[2]。

其直者，复从心系却上肺，下出腋下，下循臑内后廉，行太阴心主之后，下肘内，循臂内后廉，抵掌后锐骨[3]之端，入掌内后廉，循小指之内，出其端。

《灵枢·经脉》（图5）

【注释】

[1] 心系：滑伯仁，马元台释："心系有二，一则上与肺相通而入肺、大叶间；一则由肺叶而上曲折向后，并脊里与细络相贯通，脊髓与肾相通，正当七节之间。""盖五脏系皆通于心，而心通五脏系也。"按：指直接与心脏相联系的大血管及联系组织。

[2] 目系：眼球连脑的经脉，主要指视神经。

[3] 锐骨：掌后小指侧的高骨，现代称为豌豆骨。

【译文】

手少阴心经之脉，起于心中，出属心系，下过横膈与小肠相联络。

一支脉，从心系上，夹着咽喉（食道）上行，连于目系（眼球连接于脑的组织）。

其直行的经脉，再从心系退回上行肺部，向下走出腋窝，沿上臂内侧后缘，行于手太阴肺经与手厥阴心包经之后，下行肘内侧，沿前臂内侧后缘，到达手掌后的高骨（豌豆骨）处，入手掌内侧缘，沿小指的内侧，出于小指的尖端。

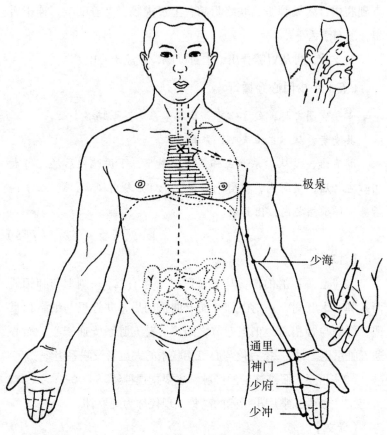

图 5　手少阴心经循行路线

（六）手太阳小肠经循行

小肠手太阳之脉，起于小指之端，循手外侧，上腕，出踝[1]中，直上循臂骨[2]下廉，出肘内侧两筋（骨）之间[3]，上循臑外后廉，出肩解[4]，绕肩胛，交肩上，入缺盆，络心，循咽下膈，抵胃，属小肠。

其支者，从缺盆循颈，上颊，至目锐眦[5]，却入耳中。

其支者，别颊上𬳿[6]，抵鼻，至目内眦，斜络于颧。

《灵枢·经脉》（图6）

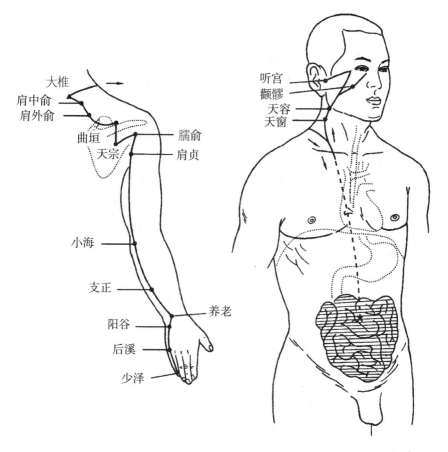

图6 手太阳小肠经循行路线

【注释】

[1] 踝：指腕后小指侧的高骨，即尺骨茎突隆起处。

[2] 臂骨：指尺骨。

[3] 两骨之间：骨，原义为"筋"，现代认为应该是"骨"，

指尺骨鹰嘴与肱骨内上髁之间。

[4]肩解：滑氏认为："脊旁多为膂，膂上两角为肩解，肩解下成片状骨为肩胛，肩后骨缝为肩解。"《医学大词典》：穴名，肩骨与臂骨合缝处，当肩关节后下方之肩贞穴。

[5]目锐眦：目外角。

[6]颇：滑氏曰："目下为颇，目大角为内眦。"眼眶下缘部位。

【译文】

手太阳小肠经，起于小指末端，沿手掌的外侧，上行腕部，过掌后高骨（尺骨茎突）直上，沿前臂尺骨下缘，出于肘后内侧两骨之间，向上沿上臂外侧后边，出于肩关节，绕行肩胛，交会于肩上，进入缺盆，联络于心，沿食道，过横膈，至胃，属于小肠。

一支脉从缺盆沿颈上颊，至眼外角，退回进入耳中。

另一支脉从颈别出走于眼眶下部，至鼻，上行目内角，斜行而络于颧骨。

（七）足太阳膀胱经循行

膀胱足太阳之脉，起于目内眦，上额交巅[1]。

其支者，从巅至耳上角。

其直者，从巅入络脑，还出别下项[2]，循肩膊内[3]，夹脊抵腰中，入循膂[4]。络肾，属膀胱。

其支者，从腰中，下夹脊，贯臀，入腘中。

其支者，从膊内左右别下贯胛，夹脊内，过髀枢[5]，循髀[6]外，从后廉下合腘中。以下贯腨内，出外踝[7]之后，循京骨[8]，至小指外侧。

《灵枢·经脉》（图7）

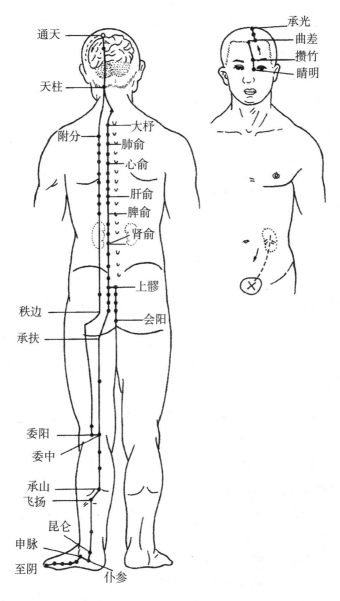

图7 足太阳膀胱经循行路线

【注释】

[1] 颠: 头顶部。

[2] 项: 后颈部。

[3] 肩膊: 指肩胛区。

[4] 膂: 脊柱两旁肌肉。

[5] 髀枢: 即股部大腿或大腿上端。

[6] 髀: 股关节, 股骨大转子。

[7] 外踝: 外踝关节处。

[8] 京骨: 第五跖骨粗隆, 其下为京骨穴。

【译文】

足太阳膀胱经经脉, 起始于眼内角, 上过额部, 交会于头顶。

一支脉从头顶至耳上角。

其直行的经脉, 从头顶入项内络脑, 回来分开下行项后, 沿肩胛骨内侧, 夹脊柱到达腰中, 进入沿脊柱两旁的肌肉。络于肾, 属于膀胱。

一支脉从腰部下来, 夹脊柱, 穿过臀部, 直入腘中。

另一支脉从肩胛内缘左右分开下行, 穿过肩胛, 夹脊柱两旁, 经股骨大转子部, 沿大腿外侧后缘下行, 与前一支脉汇合于腘窝中。由此向下通过小腿肚内, 出足外踝之后, 沿小趾跖关节后方的京骨穴至足小趾外侧端。

（八）足少阴肾经循行

肾足少阴之脉, 起于小指之下, 邪[1]走足心, 出于然谷[2]之下。循内踝之后, 别入跟中, 以上腨内, 出腘内廉, 上股内后廉, 贯脊, 属肾, 络膀胱。

其直者, 从肾上贯肝膈, 入肺中, 循喉咙, 夹舌本。

其支者, 从肺出, 络心, 注胸中。

《灵枢·经脉》(图8)

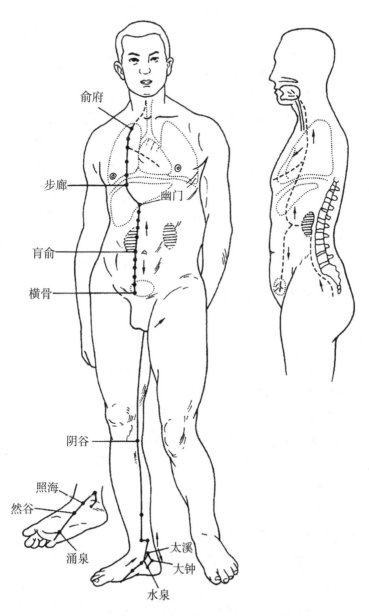

图 8　足少阴肾经循行路线

【注释】

[1] 邪：音义与斜同。

[2] 然骨：穴名，舟骨粗隆下方。

【译文】

足少阴肾经之脉，起于足小趾的下面，斜走足心，出内踝舟骨之下，沿足内踝骨之后，转走足跟，由此向上到腓肠肌内，出于腘窝的边缘，上行股内，沿后缘（大腿），通过脊柱，属于肾，络于膀胱。

直行的支脉，从肾向上通过肝和横膈，进入肺中，沿着气管，循喉咙，夹舌根。

一条支脉，再从肺脏走出，络于心，流注于胸腔中。

（九）手厥阴心包经循行

心主手厥阴心包之脉，起于胸中，出属心包络，下膈，历[1]络三焦。

其支者，循胸出胁[2]，下腋三寸，上抵腋下，循臑内。行太阴、少阴之间，入肘中，下臂，行两筋[3]之间，入掌中，循中指，出其端。

其支者，别掌中，循小指次指出其端。

《灵枢·经脉》（图9）

【注释】

[1] 历：经历，挨次之意（依次）。

[2] 胁：侧胸部（腋下至12肋间）

[3] 两筋：桡侧腕屈肌腱与掌长肌腱。

【译文】

手厥阴心包经，起于胸中，出属于心包络，下过横膈，联络上、中、下三焦。

它的支脉，沿胸中出于胁部，在腋窝三寸处，上至腋窝下面，沿上臂内侧。行于手太阴肺经与手少阴心经之间，进入肘窝中，下行前臂内侧两筋之间，进入手掌中，沿中指出于它的末端。

它的支脉，从掌中分出，沿小指侧的次指（无名指），出于它的末端。

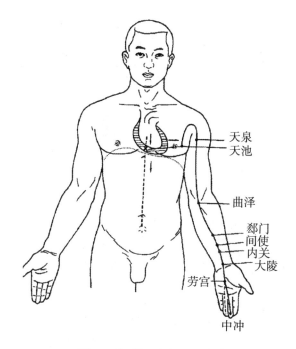

图 9　手厥阴心包经循行路线

（十）手少阳三焦经循行

三焦手少阳之脉，起于小指次指之端，上出两指之间[1]，循手表腕[2]，出臂外两骨[3]之间，上贯肘，循臑外上肩。而交出足少阳之后，入缺盆，布膻中，散络心包，下膈，遍[4]属三焦。

其支者，从膻中，上出缺盆。上项，系耳后，直上出耳上角，以屈下颊至颏。

其支者，从耳后入耳中，出走耳前，过客主人前，交颊至目锐眦。

《灵枢·经脉》（图 10）

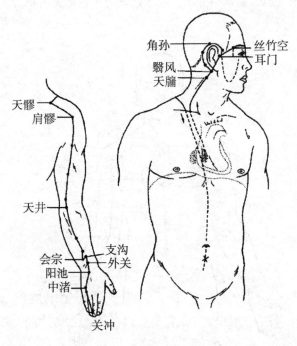

图 10　手少阳三焦经循行路线

【注释】

[1]两指之间：指第 4、第 5 掌骨之间。

[2]手表腕：腕关节背面。

[3]两骨：尺骨与桡骨。

[4]遍：依次，普遍的意思。此处指自上而下依次联属三焦。

【译文】

手少阳三焦之脉，起于小指次指（无名指）的外侧端，向上出于第 4、第 5 掌骨之间，沿手背至腕，出前臂背侧尺、桡骨之间，上过肘，沿上臂外侧上肩。交出足少阳胆经之后，进入缺盆，散布于胸中的膻中穴部位，广泛与心包络经相联系，向下过横膈，依次连属上、中、下三焦。

一支脉，从膻中上出缺盆，向上走项，连系耳后，直上耳上角。由此转而上行，走向面颊到眼睛下面。

它的另一条支脉，从耳后入耳中，再出耳前，经上关穴前面，与颊部支脉相交于面颊部，到达目外眦（眼外角）。

（十一）足少阳胆经循行

胆足少阳之脉，起于目锐眦，上抵头角，下耳后，循颈，行手少阳之前，至肩上，却交出手少阳之后，入缺盆。

其支者，从耳后入耳中，出走耳前，至目锐眦后。

其支者，别锐眦，下大迎，会于手少阳，抵于頔，下加颊车，下颈，合缺盆，以下胸中，贯膈络肝，属胆，循胁里，出气街，绕毛际，横入髀厌[1]中。

其直者，从缺盆下腋，循胸过季胁，下合髀厌中。以下循髀阳[2]，出膝外廉，下外辅骨[3]之前，直下抵绝骨[4]之端，下出外踝之前，循足跗上，入小趾次趾之间。

其支者，别跗上，入大指之间，循大指歧骨[5]内，出其端，还贯爪甲，出三毛[6]。

《灵枢·经脉》（图 11）

【注释】

[1]髀厌：股关节部。

[2]髀阳：大腿外侧。

[3]外辅骨：腓骨小头上方。

［4］绝骨：穴名，外踝上 3 寸。

［5］歧骨：足大趾本节后第 1、2 骨分叉处。

［6］三毛：踇趾趾爪甲后方毛际处。

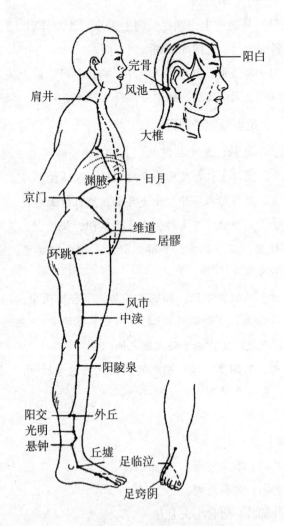

图 11　足少阳胆经循行路线

【译文】

足少阳胆经，起于目外角，上行额角，下至耳后，沿颈走手少阳之前，至肩上，又交叉到手少阳之后，入于缺盆。

一支脉，从耳后入耳中，走出耳前，至眼外角后方。

一支脉，从眼外角分出，下走大迎，会合手少阳三焦，到达眼眶下，颊车之上，再下颈与前一支脉汇合于缺盆，然后向下走于胸中，通过横膈，联系肝脏，入属胆腑，沿胁里，出于气街，绕过阴毛边际，横向走入股关节中的髀厌部。

直行的经脉，从缺盆下腋下，沿胸过季胁，向下会合于髀枢部。由此向下，沿大腿外侧，出膝外缘，下走外辅骨之前（腓骨之上），一直向下到达腓骨下端，下出外踝前面，沿足背上，入小趾次趾之间（足4、5趾间）。

一支脉，从足背上分开，进入大趾的趾缝间，沿大趾、二趾歧骨之间，至足大趾端，再回转过来，穿过趾甲，至爪甲后的三毛处。

（十二）足厥阴肝经循行

肝足厥阴之脉，起于大趾丛毛[1]之际，上循足跗上廉，去内踝一寸，上踝八寸，交出太阴之后，上腘内廉，循股阴[2]，入毛中，环阴器，抵小腹，夹胃，属肝，络胆，上贯膈，布胁肋。循喉咙之后，上入颃颡[3]，连目系，上出额，与督脉会于颠。

其支者，从目系，下颊里，环唇内。

其支者，复从肝别贯膈，上注肺。

《灵枢·经脉》（图12）

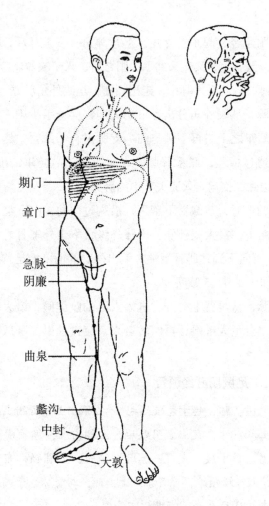

图 12　足厥阴肝经循行路线

【注释】

［1］丛毛：踇趾趾骨第一节后的皮肤毛际处。

［2］股阴：大腿内侧。

［3］颃颡：上颚与鼻之相连部位。杨上善"喉咙下孔名曰颃

颡"。滑氏"咽颡也"。指喉头部喉咙联合气管部分。

【译文】

肝足厥阴之脉，起于足大趾爪甲后毛际处，向上沿足背上缘，距内踝一寸处，行于足太阴经之前，向上至内踝上八寸处，交出于足太阴脾经之后，上腘窝内缘，沿大腿内侧，入阴毛中，环绕阴器，至少腹，夹着胃，属肝络胆，上过横膈，散布胁肋。沿喉咙后方，向上进入咽部（腭骨上窍），连于目系，上出额部，与督脉会合于头部中央。

一支脉，从目系下行颊里，环行唇内。

一支脉，从肝脏出来，上过膈，注入肺中，而使十二经周而复始、如环无端地循环不息。

二、奇经八脉循行

"奇经"是十二经脉之外的经脉，包括督脉、任脉、冲脉、带脉、阴跷脉、阳跷脉、阴维脉、阳维脉，统称奇经八脉。

奇经八脉的特点：一是只有督脉与任脉有自己独立的腧穴，其他六条经脉的腧穴都寄于十二正经；二是奇经八脉不直接内连脏腑，无表里关系；三是奇经八脉错综于十二经脉之间，可以调节溢蓄十二正经的脉气；四是奇经八脉中除督脉、任脉随十二正经组成经络循环的通路外，其余六脉不随十二正经循环。

（一）督脉循行

《难经·二十八难》："督脉者，起于下极[1]之俞，并于脊里，上至风府，入属于脑。"（《甲乙经》引此经文后接续有"上颠，循额，至鼻柱"等字样）

《素问·骨空论》："督脉者，起于少腹以下骨中央[2]，女子入系廷孔[3]。其孔，溺孔[4]之端也。其络循阴器，合篡间[5]，绕篡后，别绕臀至少阴[6]，与巨阳[7]中络者，合少阴上股内后廉，贯脊属肾，与太阳起于目内眦，上额，交颠上，入络脑，还出别下项，循肩膊内，夹脊抵腰中，入循膂，络肾。其男子循茎下至篡，与女子等。其少腹直上者，贯交中央，上贯心，入喉，上颐环唇，上系两目之下中央。"

《奇经八脉考·督脉》："督乃阳脉之海，其脉起于肾下胞中。至于少腹，乃下行于腰，横骨间之中央，系溺孔之端。男子循茎下至篡；女子络阴器，合篡间，俱绕篡后屏翳穴[8]。别绕臀，至少阴与太阳中者，合少阴上股内廉，由会阳贯脊，会于长强穴。在骶骨端与少阴会，并脊里上行，历腰俞、阳关、命门、悬枢、脊中、中枢、筋缩、至阳、灵台、神道、身柱、陶道、大椎，与手足三阳会合；上哑门，会阳维；入系舌本，上至风府，会足太阳阳维，同入脑中；循脑户、强间、后顶上颠；历百会、前顶、囟会、上星、至神庭，为足太阳督脉之会；循额中，至鼻柱，经素髎、水沟，会手足阳明；至兑端，入龈交，与任脉、足阳明交会而终。"（图 13）

【注释】

[1] 下极：指肛门与会阴部。

[2] 骨中央：指耻骨联合处。

[3] 廷孔：言正中之直孔，即溺孔也。

[4] 溺孔：尿道外口。

[5] 篡间：前后二阴之间，即会阴部。

[6] 少阴：指足少阴肾经。

[7] 巨阳：指足太阳膀胱经。

[8] 屏翳穴：前阴、后阴之间也。

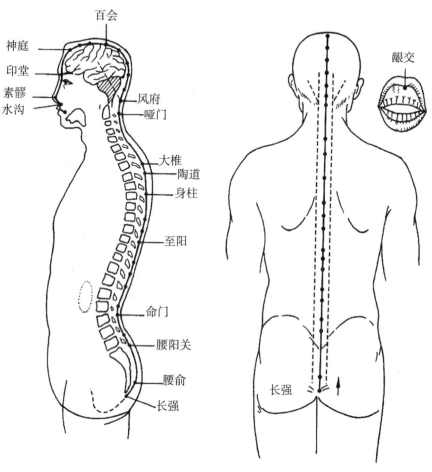

图 13　督脉循行路线

【译文】

《难经·二十八难》云，督脉起于少腹下的会阴部，向上进入脊椎骨的内面，上行至风府穴处，深入颅腔连于脑，走出颠顶，沿前额，到达鼻柱骨。

《素问·骨空论》云，督脉起于少腹之下的横骨中央，在女子则内连尿道外口。在这里分出一支脉，沿外生殖器会阴，绕至肛门后方，再分出支脉，绕过足少阴肾经与足太阳膀胱经之间，与其络脉相合。其足少阴肾经从大腿内缘进入脊柱，属于肾脏，与足太阳起于目内眦，上额交颠上，入络脑，再分别下颈项，循肩胛骨内缘，下行至腰中，在脊柱两侧，络属于肾。男子经脉从阴茎下行于会阴以下，与女子相同。其中从少腹部直上，通过脐中央的经脉，向上连贯心脏，进入喉咙部，向上到达面颊，环绕嘴唇，再到达目下的中央部位。

《奇经八脉考·督脉》云，督脉是阳脉之海，它起始于肾下的胞宫中。在少腹处的走形是从腰部下行，在横骨的中央，入系于尿道口端。男子从尿道口沿着阴茎向下，到达会阴部；女子从尿道口沿着外生殖器至会阴部，两者都绕到会阴部后面。别行绕过臀部，到达足少阴肾经与足太阳膀胱经之中行络脉相会，并与足少阴肾经从大腿内侧向上，经由会阳穴向上，贯通脊柱，到达长强穴。在骶骨端的走形与足少阴肾经相会，然后沿着脊柱上行，历经腰俞穴、腰阳关穴、命门穴、悬枢穴、脊中穴、中枢穴、筋缩穴、至阳穴、灵台穴、神道穴、身柱穴、陶道穴、大椎穴，与手足三阳经相会；向上经过哑门穴，与阳维脉相会；向内联系舌根部，在向上到达风府穴，与足太阳膀胱经、阳维脉一同入脑；循着脑户穴、强间穴、后顶穴到达颠顶；向前经历百会穴、前顶穴、囟会穴、上星穴至神庭穴，此为足太阳膀胱经与督脉交汇之处；循额中，向下到达鼻柱，经过素髎穴、水沟穴，与手足阳明经相会；再向下到达兑端穴，向内进入龈交穴，与任脉、足阳明胃经交会而结束。

（二）任脉循行

《素问·骨空论》："任脉者，起于中极[1]之下，以上毛际，循腹里，上关元，至咽喉，上颐，循面入目。"

《灵枢·五音五味》："冲脉、任脉，皆起于胞中，上循背（《甲乙经》作'脊'）里，为经络之海。其浮而外者，循腹上行，会于咽喉，别而络唇口。"

《灵枢·经脉》："任脉之别，名曰尾翳[2]，下鸠尾。散于腹。"

《奇经八脉考·任脉》："任为阴脉之海，其脉起于中极之下，少腹之内，会阴之分，上行而外出，循曲骨，上毛际，至中极，同足厥阴、太阴、少阴并行腹里，循关元，历石门、气海，会足少阴、冲脉于阴交，循神阙、水分，会足太阴于下脘，历建里，会手太阳、少阳、足阳明于中脘，上上脘、巨阙、鸠尾、中庭、膻中、玉堂、紫宫、华盖、璇玑，上喉咙，会阴维于天突、廉泉，上颐，循承浆与手足阳明、督脉会，环唇上，至下龈交，复而分行，循面系两目下之中央，至承泣而终。"（图14）

【注释】

[1]中极：穴名，脐下四寸。

[2]尾翳：即"鸠尾"穴。

【译文】

《素问·骨空论》云，任脉起于少腹部中极穴的下面，向上穿过阴毛，到腹部，经关元穴，到咽喉，上经颐部，循面部进入眼睛。

《灵枢·五音五味》云，冲任二脉均起于胞中，向上通过脊柱之内部，称为经络之海。其中浮于机体外部的经脉，沿腹上行，汇于咽喉，其别出的支脉连络于口唇。

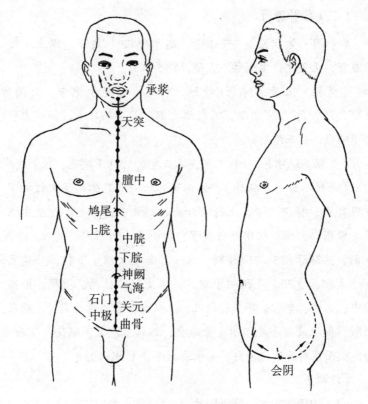

图 14　任脉循行路线

《灵枢、经脉》云，任脉之络脉从鸠尾穴分出，散布于腹部。

《奇经八脉考·任脉》云，任脉是阴脉之海，其脉起于中极穴下、少腹之内，向上行，向外出会阴部，沿着曲骨，上毛际，到达中极穴，与足厥阴肝经、足太阴脾经、足少阴肾经并行于腹部之内，循关元穴，历石门穴、气海穴，与足少阴肾经、冲脉在阴交穴处相会，向上循神阙穴、水分穴，会足太阴脾经于下脘穴，向上历过建里穴，会手太阳小肠经、手少阳三焦经、足阳明胃经于中脘穴，继续向上，经过上脘穴、巨阙穴、鸠尾穴、中庭穴、膻中穴、玉堂穴、紫宫穴、华盖穴、璇玑穴，上喉咙，在天突穴和廉泉穴处与阴维脉相交会，再上行到下颌，循承浆穴，与手阳明大肠经、足阳明胃经和督脉相交会，环绕唇向上，到达龈交的下方，分为左右两条，沿着面部进入两目下方的中央，到达承泣穴而结束。

（三）冲脉循行

《素问·骨空论》："冲脉者，起于气街，并少阴之经，夹脐上行，至胸中而散。"

《难经·二十八难》："冲脉者，起于气冲，并足阳明之经，夹脐上行，至胸中而散也。"

《灵枢·动输》："冲脉者，十二经之海也，与少阴之大络[1]，起于肾下，出于气街，循阴股内廉，邪入腘中，循胫骨内廉，并少阴之经，下入内踝之后，入足下。其别者，邪入踝，出属跗上，入大指之间，注诸络（以温足胫，此脉之常动也）。"

《灵枢·逆顺肥瘦》："夫冲脉者，五脏六腑之海也，五脏六腑皆禀焉。其上者，出于颃颡，渗诸阳，灌诸精。其下者，注少阴之大络，出于气街，循阴股内廉，入腘中，伏行骭骨[2]内，下至内踝之后属而别。其下者，并于少阴之经，渗三阴。其前者，伏行出跗，下循跗入大趾间。"

《奇经八脉考·冲脉》："冲为经脉之海，又曰血海。其脉与任脉皆起于少腹之内胞中，其浮而外者，起于气冲，并足阳明、少阴二经之间，循腹，上行至横骨，夹脐左右各五分，上行历大赫、气穴、中诸、肓俞、幽门、商曲、石关、阴都、通谷、幽门，至胸中而散。"（图15）

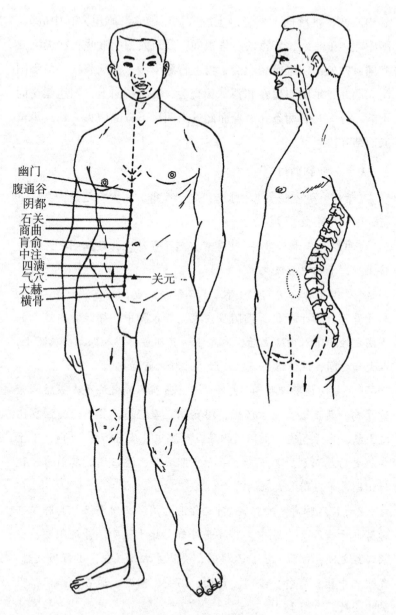

幽门
腹通谷
阴都
石关
商曲
肓俞
中注
四满
气穴
大赫
横骨

关元

图 15　冲脉循行路线

【注释】

［1］少阴之大络：从足少阴肾经分出的细小支脉。《甲乙经》中无"大"字。

［2］胻骨：指胫骨。

【译文】

《素问·骨空论》云，冲脉，起于气冲穴，与足少阴肾经并行而上，沿着脐旁两侧抵达胸中而散布。

《难经·二十八难》云，冲脉，起于气冲穴，与足少阴肾经并行而上，沿着脐旁两侧抵达胸中而散布。

《灵枢·动输》云，冲脉，为十二经之海，与足少阴肾经的络脉，同起于肾下，再出行于腹股沟部位的气冲穴，沿大腿内侧，斜走入于腘窝之中，沿胫骨内缘，与足少阴肾经并行，入足内踝之后，入走足之下部。它的另一支脉，斜入踝内，出足跗外侧近踝处，进入足大指之间，渗注于足少阴经在足胫部的诸络脉。

《灵枢·逆顺肥瘦》云，冲脉，为五脏六腑十二经之海，五脏六腑都禀受它的气血濡养。其经脉循行，在上的一支，别出于鼻咽部位，具有渗透诸阳、灌注精气的作用。在下的一支，注于足少阴肾经的络脉，出于气冲穴，沿大腿内侧后缘，入腘窝之中，再伏行于小腿内侧，下行到达足内踝之后方。另分出一支，向下循行，并入于足少阴肾经，具有渗透足三阴经的作用。其在前循行的经脉，由足跟部的深处走出足背，向下循足背，入大趾间。

《奇经八脉考·冲脉》云，冲脉是十二经脉之海，也叫血海。其脉与任脉都起于少腹的内胞之中。它向上向外走形的分支，出于气冲穴，沿着足阳明胃经和足少阴肾经的中间，与两经并行向上，循腹部，上行到横骨穴，夹脐左右两旁各 0.5 寸，上行历过大赫穴、气穴、中诸穴、肓俞、幽门穴、商曲穴、石关穴、阴都穴、通谷穴、幽门穴，抵达胸中而布散。

（四）带脉循行

《难经·二十八难》："带脉者，起于季肋[1]回身一周。"

《奇经八脉考·带脉》："带脉者，起于季肋足厥阴之章门穴[2]，同足少阳循带脉穴[3]，回身一周，如束带然，又与足少阳会于五枢、维道。"（图16）

【注释】

[1] 季肋：指十一肋端。

[2] 章门穴：当腋中线十一肋端处。

[3] 带脉穴：章门穴直下约平脐部。

【译文】

《难经·二十八难》云，带脉，起于季肋之部位，环绕腰腹1周。

《奇经八脉考·带脉》云，带脉，起于季肋部足厥阴肝经的章门穴，经过足少阳胆经的带脉穴，如束带样环绕腰腹1周，再次与足少阳胆经相交于五枢穴和维道穴。

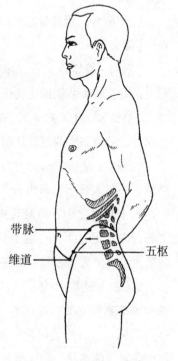

图16　带脉循行路线

（五）阴跷脉循行

《灵枢·脉度》："跷脉者[1]，少阴之别[2]，起于然骨之后，下内踝之上，直上循阴股入阴[3]，上循胸里入缺盆，上出人迎之前，入颅[4]，属目内眦，合于太阳、阳跷而上行。"

《难经·二十八难》："阴跷脉者，亦起于跟中，循内踝，上行至咽喉，交贯冲脉。"

《奇经八脉考·阴跷脉》："阴跷者，足少阴之别脉，其脉起于跟中，足少阴然谷穴之后，同足少阴循内踝下照海穴，上内踝之上二寸，以交信为郄，直上，循阴股，入阴，上循胸里，入缺盆，上出人迎之前，至喉咙，交贯冲脉，入颅内廉，上行属目内眦，与手足太阳、足阳明、阳跷五脉会于睛明而上行。"（图17）

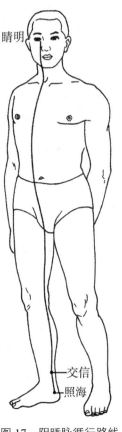

睛明

交信
照海

图17　阴跷脉循行路线

【注释】

[1]跷脉：指阴跷脉。

[2]少阴之别：指足少阴别出的支脉。

[3]入阴：为入腹之意。"腹为阴，背为阳"。

[4]颅：颧骨。

【译文】

《灵枢·脉度》云，阴跷脉是足少阴肾经别出的支脉，起于足然谷穴之后（照海穴处），上达内踝之上方，再一直上行，循大腿内侧，入腹，向上循于腹的内侧，进入缺盆，沿喉咙出人迎穴的前面，进入颧骨部位，到达目内眦，有手足太阳经、阳跷脉相会，并行上至于脑。

《难经·二十八难》云，阴跷脉，也起于足跟部，循内踝，沿大腿内侧上行至咽喉，交会贯注入冲脉。

《奇经八脉考·阴跷脉》云，阴跷脉，为足少阴肾经别出的支脉。该脉起于足跟部，足少阴肾经然谷穴之后，与足少阴肾经一起沿内踝下达照海穴，内踝之上两寸处的交信穴为其郄穴，向上，循大腿内侧入腹里，上沿胸内，进入缺盆，上出人迎的前方，到达喉咙，与冲脉相交，并通过冲脉，向上进入颧骨内侧，到达目内眦，与手足太阳经、足阳明胃经、阳跷脉这五条经脉在睛明穴处相会，继续上行进入脑内。

（六）阳跷脉循行

《难经·二十八难》："阳跷脉者，起于跟中，循外踝上行，入风池。"

《奇经八脉考·阳跷脉》："阳跷者，足太阳之别脉。其脉起于跟中，出于外踝，下足太阳申脉穴（当踝后绕跟，以仆参为本，上外踝上三寸，以跗阳为郄），直上循股外廉，循胁后胛，上会手太阳、阳维于臑俞，上行肩膊外廉，会手阳明、少阳于肩髃，上人迎，夹口吻，会手足阳明、任脉于地仓（同足阳明上而行巨髎，复合任脉于承泣，至目内眦于手足太阳、足阳明、阴跷五脉合于睛明穴），从睛明上行，入发际，下耳后，入风池而终。"（图18）

【译文】

《难经·二十八难》云，阳跷之脉，起于足跟部，循外踝上行，入风池穴。

《奇经八脉考·阳跷脉》云，阳跷之脉，是足太阳膀胱经别出的支脉。其脉起于足外踝下的申脉穴（从外踝向下，绕过足跟，进入仆参穴，向上至外踝上三寸，跗阳穴为其郄穴），直上循大腿外侧，沿胁肋的后缘，向上会手太阳小肠经、阳维脉于臑俞穴，上行达肩胛外缘，与手阳明大肠经、手少阳三焦经会于肩髃穴，上人迎穴，夹口角，与手足阳明、任脉会于地仓穴（同足阳明胃经上行于巨髎穴，在承泣穴再次与任脉相会，至目内眦与手足太阳经、足阳明胃经、阴跷脉这五脉合于睛明穴），从睛明穴上行，入发际，沿头向后行，下耳后，进入风池穴而结束。

（七）阴维脉循行

《难经·二十八难》："阴维起于诸阴交[1]也。"

《奇经八脉考·阴维脉》："阴维起于诸阴之交，其脉起于足少阴筑宾穴（为阴维之郄穴，在内踝上五寸，踹肉分中），上循股内廉，上行入少腹，会足太阴、厥阴、少阴、阳明于府舍，上合足太阴于大横、腹哀，循胁肋，会足厥阴于期门，上胸膈，夹咽，与任脉会于天突、廉泉，上至顶前[2]而终。"（图19）

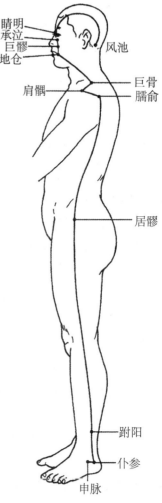

图18　阳跷脉循行路线

【注释】

[1] 阴交：诸阴经交会之处。

[2] 顶前：前额部。

【译文】

《难经·二十八难》云，阴维脉起于诸阴经的交会处。

《奇经八脉考·阴维脉》云，阴维脉起于诸阴经的交会处，它的脉起于足少阴肾经的筑宾穴（为阴维脉的郄穴，在内踝上五寸，比目鱼肌与跟腱之间），上沿大腿内侧，抵达少腹部，会足太阴脾经、足厥阴肝经、足少阴肾经、足阳明胃经于府舍穴，向上与足太阴脾经再次会合于大横穴、腹哀穴，沿胁肋部循行，与足厥阴肝经在期门穴相会，再上贯胸膈，至咽喉部，与任脉会合于天突穴、廉泉穴，上行头面，至顶前的头额部而止。

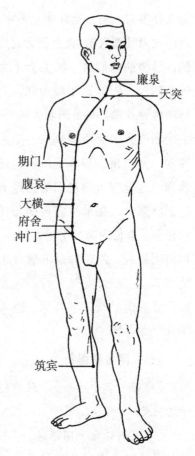

图 19　阴维脉循行路线

（八）阳维脉循行

《难经·二十八难》："阳维起于诸阳会也。"

《奇经八脉考·阳维脉》："阳维起于诸阳之会，其脉发于足太阳金门穴（在足外踝下一寸五分，上外踝七寸，会足少阳于阳交，为阳维之郄），循膝外廉，上髀厌，抵少腹侧（会足少阳于居髎），循胁肋，斜上肘（上会手阳明、手足太阳于臂臑），过肩前（与手少阳会于臑会、天窌。却会手足少阳、阳跷于肩井），入肩后（会手太阳、阳跷于臑俞），上循耳后（会手足少阳于风池，上脑空、承灵、正营、目窗、临泣，下额，与手足少阳、阳明五脉会于阳白），循头入耳，上至本神而止。"（图20）

【译文】

《难经·二十八难》云，阳维脉起于诸阳经的交会处。

《奇经八脉考·阳维脉》云，阳维脉起于诸阳经的交会处，其脉起于足阳明胃经的金门穴（金门穴位于足外踝正下方1.5寸的位置，然后直上外踝7寸，与足少阳胆经在阳交穴相会，这也是阳维脉的郄穴），然后沿膝部的外侧，上行髀厌部，抵少腹侧（与足少阳胆经在居髎穴相会），

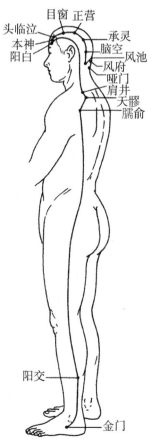

图20　阳维脉循行路线

沿胁肋斜上行，到达肩部（与手阳明大肠经、手太阳小肠经和足太阳膀胱经的经气相会于臂臑穴），经过肩前（与手少阳三焦经会于臑会穴、天髎穴），行入肩后（会手太阳小肠经、阳跷脉于臑俞穴），上沿耳的后方（会手足少阳胆经于风池穴，继续向上经过脑空穴、承灵穴、正营穴、目窗穴、头临泣穴，下额部，与手足少阳经、手足阳明经相会于阳白穴），循头，进入耳内，上行到达本

神穴终止。

三、十二经别循行

十二经别是从十二经脉中分出的支脉，源于同名经，所以也分为三阴三阳。十二经别总的分布规律是：从四肢入体腔内部，再浅出体表，多数上行头项部，沟通表里两经，并加强经脉与脏腑的联系，从而补充十二经脉在体内循行的不足。

每条经别均有"离、入、出、合"的循行过程：即十二经别从同名正经分出称之为"离"，又称为"别"；而后入走胸腹腔称为"入"；在胸腹腔内联系相关的脏腑后，上行头项部出走体表称为"出"；最后阳经经别皆归入本经，阴经经别皆合入互为表里的阳经称为"合"。这样十二经别依据阴阳表里关系分为六组，古人称为"六合"。这种"六合"的概念，进一步加强了表里经脉之间在体腔深部的互相联系。

十二经别又称"别行正经"。其循行分布具有如下特点。

1.十二经别均从同名正经分出，通过体内的运行后，六阳经别仍合入本经，六阴经别则合入互为表里的阳经，进一步密切了十二经脉在体内的联系。

2.十二经别均先入体腔深部，在体腔内，阴经经别一般经过本脏，六阳经别除经过本腑外，还散络相为表里的脏。

3.十二经别的离合部位与十二正经所过有密切关系。如足厥阴之脉"入颃颡，连目系"，足少阳之脉也"起于目外眦"，故足厥阴与足少阳二经经别合于目外眦。

4.十二经别与十二经脉循行方向的顺逆有显著不同。十二经别均从四肢走向内脏，故手三阴、手三阳、足三阳经别与手三阴、手三阳、足三阳经脉的运行方向恰恰相反。

此外，经别与正经分支不同，宜注意区别。正经分支联系直行所不及之处，或沟通上下各经的经气，其运行方向无规律，最后不再合入本经经脉；经别由正经分出后，经过离合出入等有规律的运行，阳经经别还合入本经，阴经经别则合入互为表里的阳经，形成"六合"。

总之，在生理上，十二经别加强了十二经脉中互为表里的两经在体腔深部的联系，弥补了十二正经的不足。

（一）足太阳经别与足少阴经别循行

《灵枢·经别》："足太阳之正[1]，别[2]入于腘中，其一道[3]下尻[4]五寸，别入于肛，属于膀胱，散于肾，循膂当心入散[5]。直者，从膂上出于项，复属于太阳。"

"足少阴之正，至腘中，别走太阳而合[6]，上至肾，当十四椎，出属带脉。直者，系舌本，复出于项，合于太阳，此为一合。"（图21）。

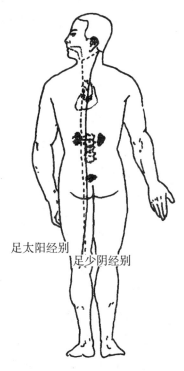

足太阳经别
足少阴经别

图21　足太阳经别与足少阴经别
循行路线

【注释】

［1］正：指别行之正经。张奄安："正者，经脉之外别有正经，非支络也。"十二经别虽然与十二经脉略有所不同，但仍属正经。

［2］别：指从原经别出，络于某处。别者，支出、分出也。

［3］一道：一条、一支。

［4］尻：尾骨下端。

［5］当心入散：正当心中进入，并散络于胸中。

［6］合：互为表里两经相合。

【译文】

《灵枢·经别》云，足太阳经别，从足太阳经脉的腘窝部位分出以后，其中一支经别延伸分布于尾骨下五寸处，别走于肛门部位，属于膀胱，散络于肾，又沿着脊柱两侧到心脏处散布。直行的一支经别则从脊柱上出于颈项部，仍属于足太阳经脉。

足少阴经别，从足少阴经脉的腘窝部分出后，别走太阳，与足太阳经别相合并行，向上到肾，在十四椎处（第二腰椎处）出来，联属于带脉。直行的经别，向上连系舌根，再出来到项部，仍会合足太阳经别。这是六合的第一合。

（二）足少阳经别与足厥阴经别循行

《灵枢·经别》："足少阳之正，绕髀[1]入毛际，合于厥阴。别者，入季胁之间，循胸里，属胆，散之肝，上贯心，以上夹咽，出颐颔[2]中，散于面，系目系，合少阳于外眦也。"

"足厥阴之正，别跗上，上至毛际，合于少阳，与别俱行[3]，此为二合也。"（图22）

【注释】

［1］髀：指大腿。

［2］颔：指下颔部。

［3］别俱行：与另一经别共行。

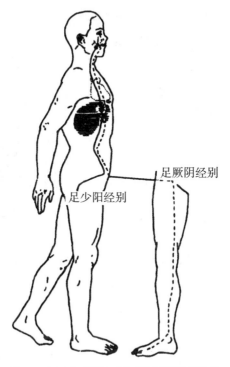

图 22　足少阳经别与足厥阴经别循行路线

【译文】

《灵枢·经别》云，足少阳经别，从足少阳经脉的大腿部分出后，绕过大腿前侧，进入阴部毛际，与足厥阴经别会合。其分支，循行季胁之间，进入胸腔内。归属于胆，散络于肝脏，通向心脏，再向上，夹着食管，出于下颌中间，散布于面部，与目系相联系，在目外眦处与足少阳经脉会合。

足厥阴经别，从足厥阴经脉的足背上分出，向上到达阴部毛际，与足少阳经别会合并行。这是六合的第二合。

（三）足阳明经别与足太阴经别循行

《灵枢·经别》："足阳明之正，上至髀，入于腹里，属胃，散于脾，上通于心，上循咽出于口，上頞頏[1]，还系目系[2]，合于阳明也。"

"足太阳之正，上至髀，合于阳明，与别俱行，上结于咽，贯舌中，此为三合也"。（图23）

【注释】

[1] 頞頏：頞指鼻梁处；頏指颧骨。

[2] 目系：指眼睛及其连属部分。

【译文】

《灵枢·经别》云，足阳明经别，从足阳明经脉的大腿部分出后，进入腹腔内，属于胃，散络于脾，向上通于心，再向上沿食管，从口部出来，延展到鼻梁和眼眶部位，还与目系相联系，归属于足阳明经经脉。

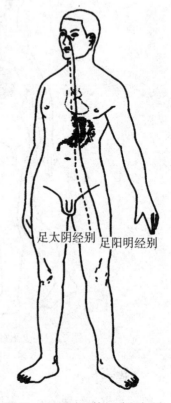

足太阴经别　足阳明经别

图23　足阳明经别与足太阴经别
循行路线

足太阴经别，从足太阴经脉的大腿部分出后，与足阳明经脉会合，并与足阳明经别同行，向上联系咽喉部，通过舌根部。这是六合的第三合。

（四）手太阳经别与手少阴经别循行

《灵枢·经别》："手太阳之正，指地[1]，别于肩解[2]，入腋走心，系小肠也。"

"手少阴之正，别入于渊腋[3]两筋之间，属于心，上走喉咙，出于面，合目内眦，此为四合也。"（图24）

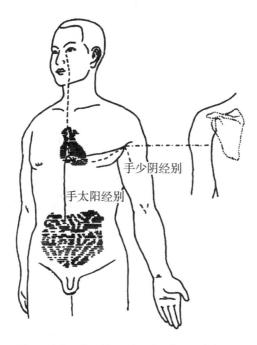

图24 手太阳经别与手少阴经别循行路线

【注释】

[1]指地：由上至下之意。

[2]肩解：肩贞穴处。

[3]渊腋：非穴名，此处指腋窝。

【译文】

《灵枢·经别》云，手太阳经别，从手太阳经脉的肩关节部分出后，进入腋窝部，走向心脏，下与小肠联系。

手少阴经别，从手少阴经脉的腋窝两筋之间分出后，进入胸中，属于心脏，再向上走向喉咙，浅出于面部，在目内眦处与手太阳经脉会合。这是六合的第四合。

（五）手少阳经别与手厥阴经别循行

《灵枢·经别》："手少阳之正，指天[1]，别于颠，入缺盆，下走三焦，散于胸中也。"

"手心主之正，别下渊腋[2]三寸，入胸中，别属三焦，出循喉咙，出耳后，合少阳完骨之下，此为五合也。"（图25）

【注释】

[1] 指天：指头顶，因部位在上，故称指天。

[2] 渊腋：胆经穴名，位于腋中线上第四肋间。

【译文】

《灵枢·经别》云，手

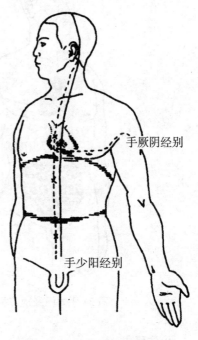

图25　手少阳经别与手厥阴经别
循行路线

少阳经别，从手少阳经脉的头部分出后，向下进入缺盆，经过上中下三焦，散布于胸中。

手厥阴经别，从手厥阴脉的腋下三寸处（渊腋）分出后，进入胸中，分别归属上、中、下三焦，向上循喉咙，浅出于耳后，在完骨下方与手少阳经脉会合。这是六合的第五合。

（六）手阳明经别与手太阴经别循行

《灵枢·经别》："手阳明之正，从手循膺乳[1]，别入肩髃[2]，入柱骨[3]，下走大肠，属于肺，上循喉咙，出缺盆，合于阳明。"

"手太阴之正，别入渊腋少阴之前[4]，入走肺，散于大肠，上出缺盆，循喉咙，复合阳明。此为六合。"（图26）

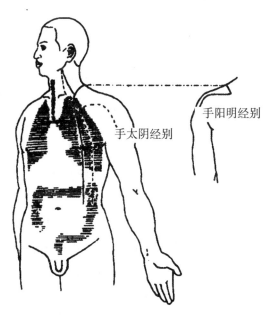

图26　手阳明经别与手太阴经别循行路线

【注释】

[1]膺乳：指两侧胸大肌的部位。

[2]肩髃：穴名，属于手阳明大肠经穴。位于三角肌上部，肩峰与肱骨大结节之间，上臂外展平举时，肩前呈现的四陷中。

［3］柱骨：指督脉之大椎穴，位于背部第七颈椎棘突之下。

［4］渊腋少阴之前：渊腋，指腋窝两筋之间。少阴之前，指手少阴之前方。

【译文】

手阳明经别，从手阳明经脉的手部分出后，沿着臂肘臑部，分布于胸膺、乳房之间，另一支从肩髃部分出，进入项后大椎穴处，向下走向大肠，属于肺脏；向上沿着喉咙，出于锁骨上窝，归属于手阳明经经脉。

手太阴经别，从手太阴经经脉的腋部分出后，行于手少阴经别之前，进入胸中，走向肺脏，散布于大肠，向上出于缺盆，沿喉咙，归属于手阳明经经脉。这是六合的第六合。

四、十五络脉循行

络脉中的主要部分是十五络脉，又称十五大络，即十二经脉各分出一条络脉，脾经另外分出一条络脉，奇经八脉中任督二脉各分出一条络脉，共计 15 条。

十五络脉的分布有一定规律，其中十二经的络脉从相关正经的络穴分出后，皆走向互为表里的经脉，即阳经的络脉别走于阴经，阴经的络脉别走于阳经，从而加强表里两经之间的联系。任脉之络从腹部分出后，下行腹部，以沟通腹部诸阴经的经气。督脉从骶尻部分出后，上行后背及头部，以沟通背头部诸阳经之气。脾之大络则横行散布于胸胁之间。

此外，络脉中还有许多细小的难以数计的络脉，其中浮于皮肤浅表的能够看到的小络为"浮络"，即《灵枢·经脉》中所说的"诸脉之浮而常见者，皆络脉也"。络脉中的细小分支称作"孙络"。这些"浮络"和"孙络"是络脉的一部分，本身虽极细小，但其运行气血、营养周身的功能是不可忽视的。

十五络脉具有如下特点。

1. 十五络脉分别出于十四经脉（脾之大络例外），分出后循行不同，长短深浅不同，或行于上，或行于下，或横行散布，或仅在四肢，有的走头身，有的入脏腑，十二经之络脉都是由表经别入里经，或由里经别入表经。

2. 沟通表里二经，加强体外的联系。

3. 十五络脉各有一定的循行部位和虚实病候的记载。

（一）手太阴之络脉循行

《灵枢·经脉》："手太阴之别，名曰列缺[1]。起于腕上分间[2]，并太阴[3]之经直入掌中，散入于鱼际……别走阳明。"（图27）

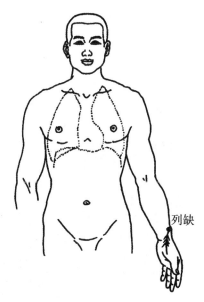

图 27　手太阴肺经别络——列缺

【注释】

[1] 列缺：肺经络穴，位于桡骨茎突外上方，腕横纹上 1.5 寸。

[2] 分间：肌肉与肌肉之间。

[3] 太阴：指手太阴肺经。

【译文】

手太阴肺经别出的络脉，名曰列缺。起于腕后一寸半，分肉间的列缺穴，与本经经脉并行，直至掌中，散布于大鱼际处……这条络脉是手太阴肺经别走手阳明大肠经的络脉。

（二）手少阴之络脉循行

《灵枢·经脉》："手少阴之别，名曰通里[1]。去腕一寸半，别而上行，循经入于心中，系舌本，属目系……别走太阳也。"（图 28）

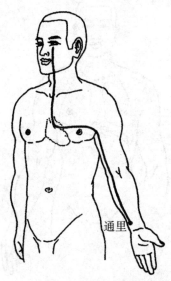

图 28　手少阴心经别络——通里

【注释】

［1］通里：心经络穴，原文为去腕一寸半，应为去腕一寸，尺侧腕屈肌腱桡侧的凹陷中。

【译文】

手少阴心经别出的络脉，名曰通里。从腕关节后一寸的通里穴，别出而上行，沿本经而入于心中，向上联系舌本（舌根），入属于脑与眼的联接组织……这条络脉是别走手太阳小肠经的络脉。

（三）手厥阴之络脉循行

《灵枢·经脉》："手心主之别，名曰内关[1]。去腕二寸，出于两筋之间，循经以上，系于心包经，络心系。"（图29）

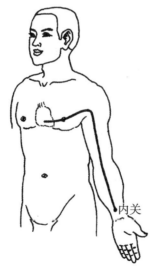

图29　手厥阴心包经别络——内关

【注释】

［1］内关：心包经络穴，腕后二寸，两筋间。

【译文】

手厥阴心包经别出的络脉，名曰内关。从腕关节后二寸处的内关穴别出，沿两筋之间上行，分支走向手少阳经脉，并沿经向上联系心包，散络于心系。

（四）手太阳之络脉循行

《灵枢·经脉》："手太阳之别，名曰支正[1]。上腕五寸，内注少阴。其别者，上走肘，络肩髃。"（图30）

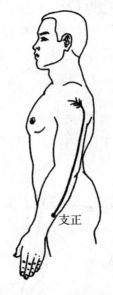

图30　手太阳小肠经别络——支正

【注释】

［1］支正：小肠经络穴。阳谷穴与小海穴连线上，阳谷穴上五寸。

【译文】

手太阳小肠经别出的络脉，名曰支正。从腕关节后五寸处的支正穴别出，向内注入与其相表里的手少阴心经。其支肢，向上行经肘部，散络于肩髃穴处。

（五）手阳明之络脉循行

《灵枢·经脉》："手阳明之别，名曰偏历[1]。去腕三寸，别入太阴；其别者，上循臂，乘肩髃，上曲颊[2]偏齿[3]；其别者，入耳，合于宗脉[4]。"（图31）

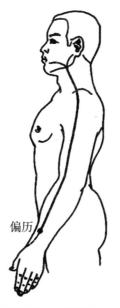

图31　手阳明大肠经别络——偏历

【注释】

［1］偏历：大肠经络穴，在阳溪穴与曲池穴连线上，阳溪穴上三寸处。

［2］曲颊：当下颌角处。

［3］偏齿：遍络于牙齿。

［4］宗脉：有"总"之意，会聚之脉。

【译文】

手阳明大肠经别出的络脉，名曰偏历。从腕关节上三寸的偏历穴处别出，注入互为表里的手太阴肺经；另一支络脉，向上沿着臂膊，经过肩髃，向上达下颌角，遍络于牙齿；其中由此别出的一支络脉，进入耳中，与耳内聚集的其他经脉相汇合。

（六）手少阳之络脉循行

《灵枢·经脉》："手少阳之别，名曰外关[1]。去腕二寸，外绕臂，注胸中，合心主。"（图32）

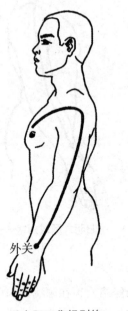

外关

图32　手少阳三焦经别络——外关

【注释】

［1］外关：手少阳三焦经络穴，位于腕背横纹上二寸，桡骨

与尺骨之间。

【译文】

手少阳三焦经别出的络脉，名曰外关。从腕关节后二寸的外关穴别出，向外绕行臂部，而进入胸中，与互为表里的手厥阴心包经相汇合。

（七）足太阳之络脉循行

《灵枢·经脉》："足太阳之别，名曰飞扬[1]。去踝七寸，别走少阴。"（图33）

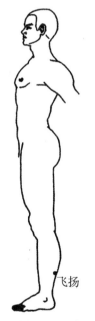

图33　足太阳膀胱经别络——飞扬

【注释】

[1]飞扬：膀胱经络穴，位于外踝上七寸，当腓骨后缘处。

【译文】

足太阳膀胱经别出的络脉，名曰飞扬。从外踝上七寸的飞扬穴处分出，然后别走于互为表里的足少阴肾经。

（八）足阳明之络脉循行

《灵枢·经脉》："足阳明之别，名曰丰隆[1]。去踝八寸，别走太阴；其别者，循胫骨外廉，上络头顶，合诸经之气[2]，下络喉咽。"（图34）

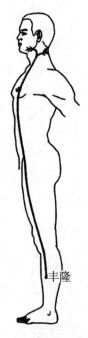

丰隆

图34　足阳明胃经别络——丰隆

【注释】

[1] 丰隆：胃经之络穴，位于外踝上八寸，条口穴外一寸许。

[2] 合诸经之气：与该处其他经脉之气相汇合。

【译文】

足阳明胃经别出的络脉，名曰丰隆。从外踝上八寸的丰隆穴分出，别走于其互为表里的足太阴脾经；另一支脉，沿胫骨外缘，向上联络头顶，与其他经络之气相汇合，再向下联络于咽喉部位。

（九）足少阳之络脉循行

《灵枢·经脉》："足少阳之别，名曰光明[1]。去踝五寸，别走厥阴，下络足跗。"（图 35）

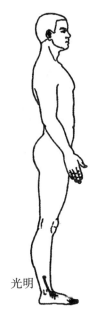

光明

图 35　足少阳胆经别络——光明

【注释】

[1] 光明：胆经之络穴，位于外踝上五寸，腓骨前缘。

【译文】

足少阳胆经别出的络脉，名曰光明。从足外踝上五寸的光明穴处分出，别行注入互为表里的足厥阴肝经，向下联络于足背部。

（十）足太阴之络脉循行

《灵枢·经脉》："足太阴之别，名曰公孙[1]。去本节[2]之后一寸，别走阳明；其别者，入络胃肠……"（图36）

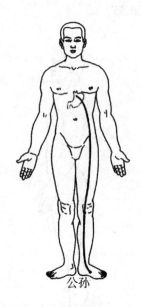

图36　足太阴脾经别络——公孙

【注释】

［1］公孙：脾经之络穴，位于第一跖骨基底部前缘赤白肉际处。

［2］本节：指第一趾跖关节。

【译文】

足太阴脾经别出的络脉，名曰公孙。从第一趾骨基底部公孙穴处分出，别行注入其互为表里的足阳明胃经；其别出的一条支脉，向上进入腹里，络于胃肠。

（十一）足少阴之络脉循行

《灵枢·经脉》："足少阴之别，名曰大钟[1]。当踝后绕跟，别走太阳；其别者，并经上走于心包下，外贯腰脊。"（图37）

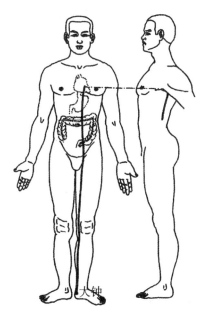

图37　足少阴肾经别络——大钟

【注释】

[1]大钟：肾经之络穴，太溪穴下五分稍后，跟腱内缘。

【译文】

足少阴肾经别出的络脉，名曰大钟。从内踝后分出，绕过足跟，别行注入与其互为表里的足太阳膀胱经。其别出的一条支脉，沿着本经（肾经）上行于心包络之下，向外贯穿于腰与脊柱。

（十二）足厥阴之络脉循行

《灵枢·经脉》："足厥阴之别，名曰蠡沟[1]。去内踝五寸，别走少阳；其别者，经胫上睾，结于茎。"（图38）

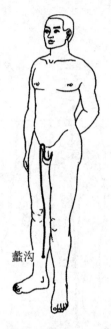

蠡沟

图38　足厥阴肝经别络——蠡沟

【注释】

[1] 蠡沟：肝经之络穴，位于内踝上五寸，胫骨内侧面的中央处。

【译文】

足厥阴肝经别出的络脉，名曰蠡沟。从内踝上五寸的蠡沟穴处分出，别行注入与其互为表里的足少阳胆经。其别出的一条支脉，沿本经胫骨内缘上行至睾丸，结聚在阴茎部位。

（十三）任脉之络脉循行

《灵枢·经脉》："任脉之别，名曰尾翳[1]。下鸠尾，散于腹。"（图39）

【注释】

[1] 尾翳：即鸠尾穴，剑突下五分取之。

【译文】

任脉别出的络脉，名曰尾翳。从剑突下鸠尾穴处分出，散于腹部。

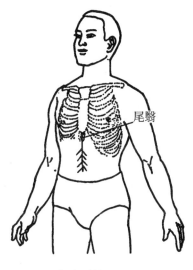

尾翳

图39　任脉别络——尾翳

（十四）督脉之络脉循行

《灵枢·经脉》："督脉之别，名曰长强[1]。夹脊上项，散头上，下当肩胛左右，别走太阳，入贯膂。"（图40）

【注释】

[1] 长强：督脉之络穴，位于尾骨尖下五分处。

【译文】

督脉别出的络脉，名曰长强。从尾骨尖端分出，沿脊柱两侧肌肉上行至颈部，散络于头，下面则在肩胛部左右有分

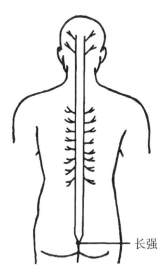

长强

图40　督脉别络——长强

支，分别走向足太阳膀胱经，向深部贯穿脊柱。

（十五）脾之大络循行

《灵枢·经脉》："脾之大络，名
曰大包[1]。出渊腋下三寸，布胸
胁。"（图41）

【注释】

[1]大包：脾经穴，位于腋中
线第六肋间隙中。

【译文】

足太阴脾经的又一条络脉，名
曰大包。起于渊腋下三寸，即腋中
线直下的第六肋间隙的大包穴处，
散布于胸胁。

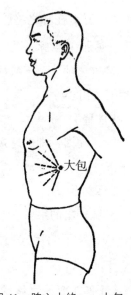

图41　脾之大络——大包

附：胃之大络

《素问·平人气象论》："胃之大络，名曰虚里[1]。贯膈络肺出
于左乳下，其动应衣[2]，脉宗气[3]也。"

【注释】

[1]虚里：左乳下，心尖搏动处。

[2]其动应衣：《甲乙经》改为"其动应手"，即心尖搏动，
使衣服微微震动，或用手扪及感到震颤。

[3]宗气：宗气积于胸中，出于喉咙，上贯血脉，而行呼吸
焉。指呼吸进来的空气而言。

【译文】

足阳明胃经还有一支络脉，名曰虚里。它穿过横膈，联络肺
脏，出于左乳之下，可见其搏动（心之搏动）而使衣服颤动，这

就是全身经脉宗气之所在。

五、十二经筋循行

十二经筋是经络系统中的连属部分，行于四肢、体表、胸廓、腹壁，不入脏腑，是十二经络所属的筋肉体系。其具有如下特点。

1.十二经筋的循行和分布基本与十二经脉一致，但十二经脉有逆顺的不同，而经筋的走向都是从四肢的末梢行向躯干，终于头身，沿行于体表，不入脏腑。

2.十二经筋都结聚在四肢关节和肌肉丰厚之处，互相联结，故可连缀百骸，维络周身的皮肉筋骨，使人体形成一个统一的整体。其反映的证候也多与筋肉和运动系统有关。

3.肝脏之合在筋，足厥阴之筋"络诸筋"，说明一切筋病都与肝脏有关。

4.前阴部是宗筋之所聚，所以足三阴与足阳明之经筋都在该部相聚结。

（一）足太阳经筋循行

《灵枢·经筋》："足太阳之筋，起于足小指，上结[1]于踝，邪[2]上结于膝，其下循足外踝，结于踵[3]，上循跟，结于腘。其别者，结于腨[4]外，上腘中内廉，与腘中并上结于臀，上夹脊上项。其支者，别入结于舌本。其直者，结于枕骨，上头，下颜，结于鼻。其支者，为目上网[5]，下结于頄。其支者，从腋后外廉，结于肩髃。其支者，入腋下，上出缺盆，上结于完骨。其支者，出缺盆，邪上出于頄。"（图42）

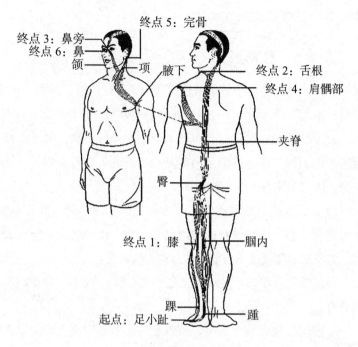

图 42　足太阳经筋循行路线

【注释】

［1］结：结聚、连结或联络之意。

［2］邪：作"斜"解。

［3］踵：足跟落地的部位。

［4］腨：为腓肠肌。

［5］目上网：张景岳："网，网维也，所以约束目睫，司开合者也。"目上网指网维于上眼睑之意。

【译文】

　　足太阳膀胱经经筋，从足小趾开始，向上结聚于足外踝，再斜上联结于膝部，其下面一支沿足外踝，结聚于足跟，再沿足跟上行，结聚于膝腘部。其中别行的一支，从外踝上行，结于小腿之外侧，上至膝腘内缘，与前面在腘结聚的经筋并行，向上连结于臀部，再上行夹脊柱两旁，上至项部。另一分支，别行入内，结聚于舌根。其直行者，从后颈部上行，结聚于枕骨，过头顶，下到颜面，结于鼻。从这里又分出一支，网维于上眼睑，下行结聚于颧骨部。一支分支，从腋后方的外缘，结于肩关节（肩髃穴）。又一支分支，行入腋下，上出缺盆，再上行结聚于完骨（即乳突）。一支分支从缺盆走出，斜向上出于颧骨部。

（二）足少阳经筋循行

《灵枢·经筋》："足少阳之筋，起于小指次指，上结外踝，上循胫外廉，结于膝外廉。其支者，别起外辅骨，上走髀，前者，结于伏兔之上，后者，结于尻。其直者，上乘䏚[1]季肋，上走腋前廉，系于膺乳，结于缺盆。直者，上出腋，贯缺盆，出太阳之前，循耳后，上额角，交颠上，下走颔，上结于頄。支者，结于目眦为外维[2]。"（图43）

【注释】

［1］䏚：位于侧腹部，约当十二肋下和髂嵴之上的软组织处。

［2］外维：目外角。

【译文】

足少阳胆经经筋，起于足第四趾的外侧，上行结聚于足外踝，上沿胫骨外缘，联结于膝外缘。它的一支分支，自腓骨上行，达股外侧，向前结于大腿前方，向后结于骶尾两侧。一条直行的分支，向上经过侧腹部过季肋，上出于腋窝前缘，联系于胸乳部，上结于缺盆。

另一直行的分支，上出腋，贯穿缺盆，行于足太阳膀胱经筋之前，沿耳后，上行至额角，交会于头顶部，下行到颊下颌部，再返回结于颧骨部。其中一支分支结于目外角。

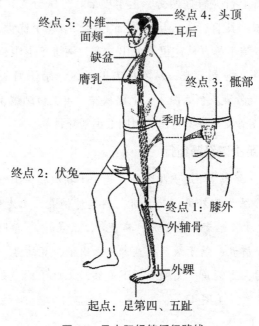

终点5：外维

面颊

缺盆

膺乳

终点4：头顶

耳后

终点3：骶部

季肋

终点2：伏兔

终点1：膝外

外辅骨

外踝

起点：足第四、五趾

图43　足少阳经筋循行路线

（三）足阳明经筋循行

《灵枢·经脉》："足阳明之筋，起于中三指[1]，结于跗上，邪外上，加于辅骨，上结于膝外廉，直上结于髀枢，上循胁，属脊。其直者，上循骭[2]，结于膝。其支者，结于外辅骨，合少阳。其直者，上循伏兔，上结于髀，聚于阴器，上腹而布，至缺盆而结，上颈上夹口，合于頄，下结于鼻，上合于太阳。太阳为目上网[3]，阳明为目下网。其支者，从颊结于耳前。"（图44）

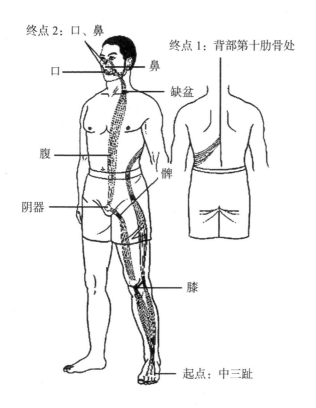

终点2：口、鼻

终点1：背部第十肋骨处

口　　　　鼻

　　　　缺盆

腹

　　　　骱

阴器

　　　　膝

起点：中三趾

图44　足阳明经筋循行路线

【注释】

[1]中三指：张景岳："中三指，厉兑之旁也。"马元台："厉兑起于次趾，而其筋叫自次趾以连三趾。"这里指中指、二趾而言，有的解为"次、中、四趾而言"。

[2]骱：指胫骨。

[3]目下网：网维于目下睑。

【译文】

足阳明胃经经筋，起于足二、三趾，上行结于足背，再斜上经过腓骨，结聚于膝外缘，再直行向上结于股关节，上沿胁肋，向后连属于脊柱。其中直行的一支，从足背上沿胫骨，结于膝关节处。这里又分出一条分支，结于腓骨，与足少阳经筋在此相合。从膝直行的分支，上沿伏兔，结于股上部，聚合于外生殖器，再上行分布于腹部，上结于缺盆，过颈部，夹口角两旁，结于颧骨部，再向下结于鼻部，向下与足太阳经筋相会合，足太阳经筋网维于上眼睑，足阳明经筋网维于目下睑。其中另有一条支脉，从颊部分出，结聚于耳的前方。

（四）足太阴经筋循行

《灵枢·经筋》："足太阴之筋，起于大趾之端内侧，上结于内踝。其直者，络于膝内辅骨，上循阴股，结于髀，聚于阴器，上腹，结于脐，循腹里，结于肋，散于胸中。其内者，著于脊[1]。"（图45）

【注释】

[1]其内者，著于脊：从内部深层发出的细筋，附着于脊柱上。

【译文】

足太阴脾经经筋，起于足大趾的内侧，上行结于足内踝。其直行的一支，向上网络于膝内侧辅骨处，由此再向上沿大腿内侧，结聚于股上部，汇聚于外生殖器，上入腹部，结于肚脐，并沿腹内，上结于胸肋部，散布在胸中。其中走向深部的一支，附着于脊柱。

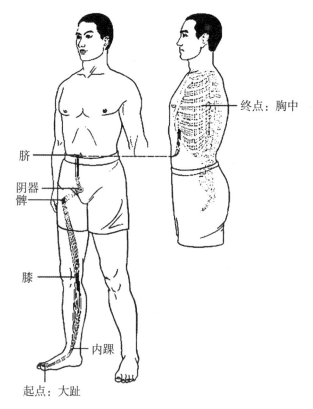

图45　足太阴经筋循行路线

（五）足少阴经筋循行

《灵枢·经筋》："足少阴之筋，起于小指之下，并足太阴之筋，邪走内踝之下，结于踵，与太阳之筋合而上结于内辅[1]之下，并太阴之筋而上循阴股，结于阴器，循脊内夹膂，上至项，结于枕骨，与足太阳之筋合。"（图46）

【注释】

[1]内辅：指内辅骨，为胫骨内上髁与胫骨内下髁之膝内侧缘。

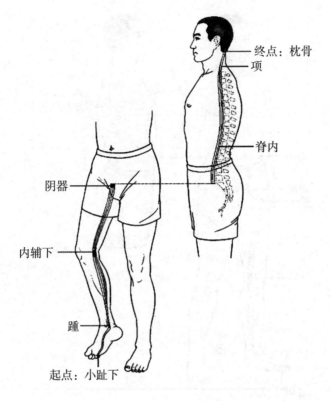

图46 足少阴经筋循行路线

【译文】

　　足少阴肾经经筋，起于足小趾的下方，与足太阴经筋并行，斜走足内踝之下，结聚于足跟，再与足太阳之经筋合而上行，结于内辅骨之下，再与足太阴脾经的经筋相合而共同上行，沿大腿内侧，结聚于外生殖器，再沿着脊柱两旁骶棘肌之内，向上至后颈部，结聚于枕骨，与足太阳膀胱经的经筋在这里相合。

（六）足厥阴经筋循行

《灵枢·经筋》："足厥阴之筋，起于大指之上，上结于内踝之前，上循胫，上结内辅之下，上循阴股，结于阴器，络诸筋[1]。"（图47）

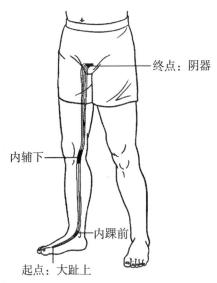

终点：阴器

内辅下

内踝前

起点：大趾上

图47　足厥阴经筋循行路线

【注释】

[1] 络诸筋：与各个筋相联络，指结于外生殖器的各个筋脉。

【译文】

足厥阴肝经经筋，起于足大趾的上方，上行结聚于足内踝的前方，向上沿胫骨，上结于膝内侧辅骨下方，再向上沿大腿内侧，结于外生殖器，并与外生殖器的其他各个筋相联络。

（七）手太阳经筋循行

《灵枢·经筋》："手太阳之筋，起于小指之下，结于腕，上循臂内廉，结于肘内锐骨[1]之后，弹之应小指之上[2]，入结于腋下。其支者，后走腋后廉，上绕肩胛，循项[3]出走太阳前，结于耳后完骨。其支者，入耳中。直者，出耳上，下结于颔[4]，上属目外眦"。（图48）

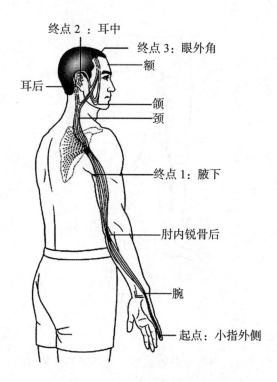

终点2：耳中

终点3：眼外角

额

耳后

颔

颈

终点1：腋下

肘内锐骨后

腕

起点：小指外侧

图48　手太阳经筋循行路线

【注释】

［1］锐骨：指肱骨内上髁。

［2］弹之应小指之上：肘内锐骨之后，有小海穴，当尺骨鹰嘴与肱骨内上髁之间。其深部有尺神经通过，所以当用指弹或掐

其处时，有麻木或触电感直达小指头，这是尺神经的反应。

[3]项:《灵枢·经筋》原文作"脛"，后《太素》改为"项"。

[4]额:《太素》改为"额"字。

【译文】

手太阳小肠经经筋，起于手小指上方，结于腕关节处，上沿前臂的外侧内缘，结聚于肘部肱骨内上髁的后方，用手弹击，可出现酸麻的感觉，一直放散至小指。这支经筋，继续沿臑内上行，结聚于腋窝之下。其中一条分支，向后走到腋窝的后缘，上行绕过肩胛，沿颈部出走足太阳经筋的前方，结于耳后乳突处。在此处又分出一条分支，入于耳中。其直行的一支，从耳后完骨处，上行耳上，向下结于额部，又上行连属于目外眦。

（八）手少阳经筋循行

《灵枢·经筋》:"手少阳之筋，起于小指次指之端，结于腕中，循臂，结于肘，上绕臑外廉，上肩走颈，合手太阳。其支者，当曲颊，上系舌本。其支者，上曲牙[1]，循耳前，属目外眦，上乘额[2]，结于角。"（图49）

【注释】

[1]上曲牙:曲牙者，颊车也，即为上颊车之意。

[2]额:《灵枢·经筋》原文为"颔"，后改为"额"。

【译文】

手少阳三焦经经筋，起于无名指尖端，向上结聚腕关节背面中央，沿臂上行，结于肘关节，向上绕过上臂外缘，上行至肩颈部，与手太阳经筋相会。其中一条分支，从下颌角部进入口内，连系舌根部。另一条分支，从下颌角上，行经颊车，沿耳前方，联系目外眦，上达额部，结于额之上角。

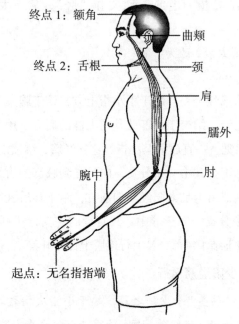

终点1：额角

曲颊

终点2：舌根

颈

肩

臑外

腕中

肘

起点：无名指指端

图49 手少阳经筋循行路线

（九）手阳明经筋循行

《灵枢·经筋》："手阳明之筋，起于大指次指之端，结于腕，上循臂，上结于肘外，上臑，结于髃[1]。其支者，绕肩胛，夹脊。直者，从肩髃上颈。其支者，上颊，结于頄。直者，上出手太阳之前，上左角，络头，下右颔。"（图50）

【注释】

[1]髃：肩髃穴。

【译文】

手阳明大肠经经筋，起于食指之尖端，上行结于腕关节外侧前缘，沿前臂上行，结于肘外缘，再上行达臂部，结于肩髃穴。其中一条支脉，绕过肩胛，行于脊柱两侧。直行的一支，再从肩髃部上行至颈部。从这里又分出一条支脉，上行颊部，结于颧骨部。另一条直行的一支脉，上出于手太阳经筋之前，上至左额角，网络于头，再下行至右侧额部。

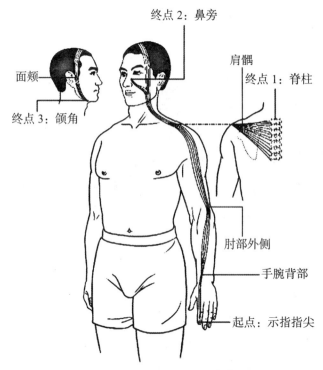

图 50　手阳明经筋循行路线

（十）手太阴经筋循行

《灵枢·经筋》："手太阴之筋，起于大指之下，循指上行，结于鱼后[1]，行寸口外侧，上循臂，结肘中，上臑内廉，入腋下，

出缺盆，结肩前髃[2]，上结缺盆，下结胸里，散贯贲[3]，合贲下，抵季胁。"（图51）

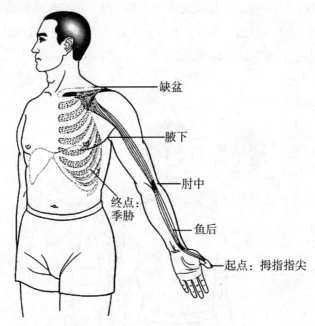

图 51　手太阴经筋循行路线

【注释】

[1]鱼后：大鱼际的后方。

[2]肩前髃：髃骨，即肩峰。

[3]贲：胃之上口，即贲门处。

【译文】

手太阴肺经经筋，起于手大指，沿拇指上行，结于大鱼际之后，循行于寸口的外侧，上沿臂部内侧前缘，结聚于肘关节中，再沿上臂内侧入腋窝，上出缺盆，结于肩端髃骨之前，又向上结于缺盆，下行联结于胸腔，散布于胃之上口贲门部，又由这里发出到达季肋处。

（十一）手厥阴经筋循行

《灵枢·经筋》："手心主之筋，起于中指，与太阴[1]之筋并行，结于肘后廉，上臂阴[2]，结腋下，下散前后夹肋；其支者，入腋，散胸中，结于臂[3]。"（图 52）

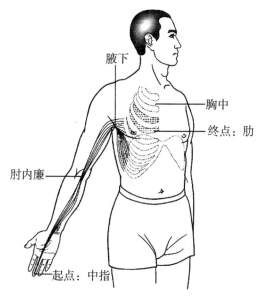

图 52　手厥阴经筋循行路线

【注释】

［1］太阴：指手太阴肺经经筋。

［2］上臂阴：上臂内侧。

［3］臂：《甲乙经》与《太素》后改为"贲"。《太素》杨注：贲谓膈也，指胃上口贲门。

【译文】

手厥阴心包经经筋，起于中指之尖端，与手太阴肺经经筋并行，结聚于肘关节的内缘，上行经上臂内侧，结聚于腋窝下，再向下散布于前后胁肋部。其中一条分支，进入腋下，散布胸中，结聚于胃之上口，即贲门部。

（十二）手少阴经筋循行

《灵枢·经筋》："手少阴之筋，起于小指之内侧，结于锐骨，上结于肘内廉，上入腋，交太阴，夹乳里[1]，结于胸中，循臂[2]，下系于脐。"（图53）

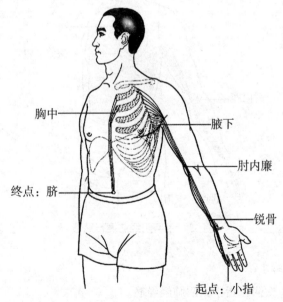

胸中　　腋下　　肘内廉　　锐骨　　终点：脐　　起点：小指

图53　手少阴经筋循行路线

【注释】

[1] 夹乳里："夹"字《太素》扬注改为"伏"字。"乳里"

即乳房内侧。

[2]臂:《甲乙经》与《太素》把此字作为"贲"字讲,张景岳:"臂"字亦当作贲,心主手少阴之筋,皆于太阴合于贲而下行也。

【译文】

手少阴心经经筋,起于手小指尖端内侧,上结聚于掌后锐骨处,再沿前臂内侧后缘,上行结聚于肘关节内侧,再上行进入腋窝,与手太阴肺经经筋相交,夹乳房内侧而行,结聚于胸中,并穿过膈,沿胃上口——贲门部,下行连系于脐部。

六、十二皮部循行

十二皮部是经络系统中的体表部分,也是络脉之气散布所在。它居于人体最外层,其分布范围以十二经脉在体表的循行范围为依据,是机体卫外的屏障,也是十二经脉与五脏六腑在皮肤上的反应区。病邪侵入机体,首犯皮部,由皮而络,由络而经,最后入内脏,而内脏有病又能通过经络反应于皮部。

十二皮部循行的特点是:以十二经脉的循行为依据。除十二正经外,皮部还包括络脉的分布。

皮部有广义和狭义之分。广义是指人体最表浅的皮肤而言,是机体直接接触外界的部位,它起着保卫机体、抵御外邪的作用。当外邪侵袭机体时,皮部首先能反映病候、传注病邪。狭义是指归属于十二经脉的皮肤区域。十二经脉中均有络脉分出,这些络脉又分成许多细小的难以计数的络脉而浮行于皮肤表面。根据其分布规律,可将皮肤分成十二个部分,就是十二皮部。各经皮部(也就是该经在皮肤表面的反应区)由该经担负营养的责任,《素问·皮部论》所谓"皮者,脉之部也"就包含了这个意思。

十二皮部的划分范围与十二经脉及其所属络脉的分布是一致的。其不同点在于：十二正经是直行的主干，呈线状分布；络脉是斜行的分支，呈网状分布；皮部则呈面状分布，某一皮部的分布区域，正是该经经脉及络脉的循行所及之处。

《素问·皮部论》："欲知皮部，以经脉为纪[1]者，诸经皆然[2]。"

"凡十二经络脉者，皮之部也[3]。"

【注释】

[1] 纪：纲纪也。以经脉为纪，是说皮肤区域的划分是以经脉为纲的。马元台注："人身之皮，分为各部，如背之中行为督脉，督脉两旁四行属足太阳经，肋后背旁属足少阳经……等义是也。"

[2] 诸经皆然：各个经都是一样的。

[3] 皮之部也：张隐安云："径而深为经，浮而见于皮者为络。欲知皮之分部，当从所见之络脉分之，十二经的络脉，各分属于皮之部也。"

经络生理学

　　经络在生理方面，有联系人体、运行气血、濡养身体的作用。人体的五脏六腑、四肢百骸、五官九窍、皮肉筋骨等组织器官通过经络的联系而构成一个有机的整体，完成正常的生理功能。人体靠后天水谷精微生化气血，气血在经络中循行不息、运行内外，以营养脏腑筋骨、四肢百骸、皮毛肌肉、五官九窍等。气的温煦和血的濡养作用虽然与各个脏腑的功能活动密切相关，但是只有靠经络维持正常的功能活动才能达到濡养全身的目的。正如《灵枢·本脏》中所说："经脉者，所以行血气而营阴阳、濡筋骨、利关节者也。"

一、经络的联系作用

　　《灵枢·海论》云："夫十二经脉者，内属于脏腑，外络于肢节。"从经络的循行和分布可以清楚地看出：以十二经脉、十二经别、奇经八脉为主体的，包括十二经筋、十五络脉等的经络系统，通过多种通路和方式将脏腑与体表、体表与脏腑、脏腑与脏腑、体表与体表，以及上下、前后、左右各个部分紧密地联系在一起。原文中的"节"可有两种含义：一指骨节，一指穴位。从广泛的意义上讲，经络将脏腑与体表，包括四肢百骸及各个穴位等紧密联系在一起。这种联系，使有机体各部分之间保持着相互协调、相互制约的平衡关系，从而维持着人体的完整与统一。

1. 体表与脏腑、脏腑与体表的联系

（1）通过十二经脉在体表的循行与其所属脏腑的联系，如手太阴肺经，在体内下络于大肠腑，上联属于肺脏，它再横出腋下而行于上肢内侧前缘，抵大指端。诸经皆然。

（2）通过十二经别又加强了体表与脏腑间的密切联系。经别亦称别行的正经，它的分布、循行规律可概括为离、入、出、合四个字。也就是说，十二经别从十二经脉的四肢部多在肘膝以上，别出（离开正经）称之为"离"；离开正经后，入于腹里，再与其相表里的脏腑相联系，称之为"入"；然后再浅出于头面、颈项，称之为"出"；六阳经经别合于本经，六阴经经别合于互为表里的阳经，称之为"合"。这就加强了头面、颈项、体表与脏腑的联系。

2. 表里两经的相互联系

（1）十五络脉的联系

十五络脉均从本经一定部位支出，呈"网络状"走向与其相表里的经脉。如手太阳小肠经的络脉，从腕后五寸的支正穴处支出，向内通向与其相表里的手少阴心经。其他皆然。

（2）脏腑间通过"内属部分"相联系

表里两经内属的脏腑间存在属络关系，属于腑者络于脏，属于脏者络于腑。如属于肺脏者，则络于其互为表里关系的大肠腑；属于小肠腑者，则络于与其互为表里关系的心脏等。这种属络关系加强了互为表里两经内属脏腑间的联系，在生理上发挥着相互制约、相互平衡的作用，而在病理上则成为传导病邪、相互影响的渠道，如肺热移于大肠、心热移于小肠等。

（3）经别间的联系

这里主要指在头项部，六阳经经别合于本经的经脉，六阴经经别合于互为表里的阳经经脉，十二经别按阳阳表里关系组成"六合"。

（4）经脉之间的相互连接

互为表里的两经均在四肢末端相接。经气的循行起于肺而终于肝，再回于肺，这样周而复始、如环无端的循环，就产生了十二经脉之间的相互连接，形成一个闭合式通路。

3.上下的联系——根结、标本理论

上下的联系是指四肢与躯干、头面间的联系，也可称远近或向心性联系。这种联系主要通过根结和标本理论来进行阐述。

（1）根结理论

"根"，根本也，指经脉在四肢末端循行汇合的根源（即井穴）；"结"联结，结聚在上之意，指经脉在头、胸、腹部循行流注的归结，二者主要说明经络的联系作用。这种联系是从四肢末端的井穴开始向心性地联结于头、面、胸、腹，加强了人体上下各部位间的密切联系。

其循行分布，《灵枢·根结》云："太阳根于至阴，结于命门。命门者，目也。阳明根于厉兑，结于颡大。颡大者，钳耳也。少阳根于窍阴，结于窗笼。窗笼者，耳中也……太阴根于隐白，结于太仓。少阴根于涌泉，结于廉泉。厥阴根于大敦，结于玉英，络于膻中。"这里所说的命门，指睛明穴；颡大指头维二穴；窗笼指听宫穴；太仓指腹部中脘穴；玉英指任脉玉堂穴也。意思是说，足太阳膀胱经起于小趾外侧的至阴穴，向上联结头部于目内眦之睛明穴处；足阳明胃经起于足二趾外侧的厉兑穴，向上联结头面于额角上发际中的头维穴；足少阳胆经起于足四趾外侧的至阴穴，向上联结头面于耳中的听宫穴；足太阴脾经起于足大趾旁的隐白穴，向上联结腹部于中脘穴；足少阴肾经起于足心部的涌泉穴，向上联结颈部于廉泉穴；足厥阴肝经起于足大趾后的大敦穴，向上联结胸部于玉堂穴，并络于膻中穴。见表1。

表1　足六经根结表

经脉	根	结
太阳	至阴	命门（目）
阳明	厉兑	颡大（钳耳也）
少阳	窍阴	窗笼（耳中）
太阴	隐白	太仓（胃）
少阴	涌泉	廉泉（舌下）
厥阴	大敦	玉英、络膻中

六经根结只举足六经，未言手六经。对此张介宾解释道："万物之气，皆自地而升也，而人之腰以上为天，腰以下为地，言足则通身上下经气皆尽，而手在其中矣，故不必言手也。"故虽然是足六经根结，实际也包括了手六经根结之意。

（2）标本理论

在中医学中，"标本"一词不仅指运气学说的六气标本，还指发病先后的病候标本。此处的"标本理论"乃指经络学的六经标本。"标"为末梢，犹如树木之枝梢，引申为上部，对应人体头面胸背等位置；"本"为根本，犹如树木之根茎，引申为下部，对应人体四肢部。

根结与标本都是阐明经络的上下联系，且"根"与"本"部位在下，皆经气始生始发之地，为经气之所出；"结"与"标"部位在上，皆经气归结之所在。但是其具体内容仍有区别，即"根之上有本""结之上有标"，说明标本的范围较根结为广。标本理论反映的是经脉之气集中与扩散的关系，根结理论强调的是经气两极间的联系。

关于标本的循行分布，《灵枢·卫气》有如下论述。

"足太阳之本，在跟以上五寸中[1]，标在两络命门，命门者，目也。"

"足少阳之本，在窍阴之间，标在窗笼之前，窗笼者，耳也"。

"足阳明之本，在厉兑，标在人迎、颊，夹颃颡也。"

"足太阴之本，在中封前上四寸之中[2]，标在背俞与舌本也。"

"足少阴之本，在内踝下上三寸中[3]，标在背俞与舌下两脉[4]也。"

"足厥阴之本，在行间上五寸所，标在背俞也。"

"手太阳之本，在外踝之后[5]，标在命门之上一寸[6]也。"

"手少阳之本，在小指、次指之间上二寸[7]，标在耳后上角下外眦[8]也。"

"手阳明之本，在肘骨中[9]，上至别阳[10]，标在颜下合钳上[11]也。"

"手太阴之本，在寸口之中，标在腋内动[12]也。"

"手少阴之本，在锐骨之端，标在背腧[13]也。"

"手心主之本，在掌后两筋之间二寸中，标在腋下下三寸也。"

【注释】

[1] 跟以上五寸中：马元台："踝下至跟有二寸，而踝上有三寸，则当是跗阳穴也。"即外踝上三寸是跗阳。这里从地面算起为五寸。

[2] 中封前上四寸之中：中封穴为内踝下一寸，中封上四寸当三阴交穴，即内踝上三寸。

［3］内踝下上三寸中：张景岳："内踝下上三寸中为踝下一寸照海穴。踝上二寸复溜、交信也。"即由内踝下一寸之照海穴量起，向上量取三寸，即内踝上二寸之复溜、交信二穴。

［4］舌下两脉：即舌下静脉，左金津右玉液。

［5］外踝之后：指尺骨小头之上方的养老穴。

［6］命门之上一寸：约为攒竹穴。

［7］小指、次指之间上二寸：马元台："手少阳三焦之本，在手小指四指间上二寸，当液门穴。"液门穴在第四、五指缝间，指蹼缘上方，不及一寸，此应为液门后中渚穴。

［8］耳后上角下外眦：张景岳："耳后上角当是角孙穴，下外眦当是丝竹空穴。"

［9］肘骨中：马元台："肘骨中，当是曲池穴。"

［10］上至别阳：杨上善："手阳明之脉……循指上廉至肘外廉骨中，上至背臑。背臑手阳明络，名曰别阳。""手阳明经无背臑"穴，"背"字可能为"臂"字之误，当是本经的臂臑穴。

［11］颜下合钳上：张景岳："颜，额庭也；钳上即钳耳之意……夹耳之两旁也。"

［12］腋内动：张景岳："腋内动脉，天府穴也。"

［13］背俞：指背部的心俞穴。

【译文】

足太阳膀胱经经气，其本部在足跟外上五寸的跗阳穴，其标部在双眼内眼角的睛明穴。

足少阳胆经经气，其本部在第四足趾外侧的窍阴穴，其标部在耳前方的听宫穴。

足阳明胃经经气，其本部在第二足趾上的历兑穴，其标部在颈部喉结旁的人迎穴，夹行于颊部、鼻咽腔。

足太阴脾经经气，其本部在中封穴前方向上四寸的三阴交穴，其标部在背部第 11 椎下两旁的脾俞穴及舌根部。

足少阴肾经经气，其本部在足内踝下缘向上三寸的复溜、交信穴，其标部在背部第 14 椎下两旁的肾俞穴和舌下两条静脉上的金津、玉液穴。

足厥阴肝经经气，其本部在行间穴向上五寸的中封穴，其标部在背部第 9 椎下两旁的肝俞穴。

手太阳小肠经经气，其本部在手外踝后侧的养老穴，其标部在睛明穴向上一寸处。

手少阳三焦经经气，其本部在第四与第五手指之间的液门穴，其标部在耳上角的角孙穴和外眼角的丝竹空穴。

手阳明大肠经经气，其本部在肘部的曲池穴，向上至臂臑穴，其标部在额角与耳前交会处的头维穴。

手太阴肺经经气，其本部在位于寸口的太渊穴，其标部在腋窝内侧动脉搏动处的天府穴。

手少阴心经经气，其本部在掌后锐骨边上的神门穴，其标部在背部第 5 椎下两旁的心俞穴。

手厥阴心包经经气，其本部在掌后二寸两筋间的内关穴，其标部在腋下三寸的天池穴。十二经脉标本见表 2。

表 2　十二经脉标本

经脉	本		标	
	部位	腧穴	部位	腧穴
足太阳	跟以上五寸	跗阳	两络命门（目）	睛明
足少阳	窍阴之间	足窍阴	窗笼（耳）之前	听会

续表

经脉	本		标	
	部位	腧穴	部位	腧穴
足阳明	厉兑	厉兑	人迎、颊，夹颃颡	人迎、地仓
足太阴	中封前上四寸中	三阴交	背俞与舌本	脾俞、廉泉
足少阴	内踝下上三寸中	交信、复溜	背俞与舌下两脉	肾俞、廉泉
足厥阴	行间上五寸	中封	背俞	肝俞
手太阳	（手）外踝之后	养老	命门（目）之上一寸	攒竹
手少阳	小指次指之间上二寸	中渚	耳后上角下外眦	丝竹空
手阳明	肘骨中，上至别阳	曲池、臂臑	颜下合钳上	扶突
手太阴	寸口之中	太渊	腋内动脉	中府
手少阴	锐骨之端	神门	背俞	心俞
手厥阴	掌后两筋之间二寸中	内关	腋下下三寸	天池

（3）根结与标本理论的作用

《灵枢·根结》云："奇邪离经，不可胜数，不知根结，五脏六腑，折关败枢，开阖而走，阴阳大失，不可复取。"《灵枢·卫气》云："能知六经标本者，可以无惑于天下。"从这两段经文可以看出经脉根结与标本的重要性。标本根结理论补充了经气流注运行中的强弱变化和集中与扩散情况，强调四肢为经气的根与本，揭示了人体四肢与头面躯干的密切联系。针刺根部、本部的腧穴易于激发经气，在调节标部、结部脏腑经络的功能方面有重要作用。这也为针灸临床中取四肢肘膝关节以下的特定穴治疗远隔部位的脏腑或头面五官疾病或取头身穴位治疗四肢部疾病，以及"上病下取""下病上取"等治则治法提供了理论依据。

经络根结与标本理论的产生与中医学其他理论一样，人们观察到宇宙变化的规律，把人与自然界的变化联系到一起，认为人体的变化规律同自然界一样，如天地关系，天主施气，地主产物，有了天上降下的雨露，才会有从地上升的云霓；云升雨降，转相因果，土壤湿润，万物生长。人体的经气也是一样，有了从下向上的升发，才有其循行扩散的作用。这大概就是经络根结、标本理论产生的基础。

4.经络前后（腹背）节段性的联系

经络的分布不仅有上下纵向的联系，还有前后即腹背分段联系。这种节段横向联系不仅局限于体表，还通过背俞穴转入相应的脏腑。这种联系主要是通过气街和四海理论与络脉联系实现的。

（1）气街理论

《灵枢·卫气》云："胸气有街，腹气有街，头气有街，胫气有街。故气在头者，止之于脑；气在胸者，止之膺与背腧；气在腹者，止之背腧与冲脉于脐左右之动脉者；气在胫者，止之于气街，与承山踝上以下。"

【译文】

胸部有经气聚集的道路，腹部有经气聚集的道路，头部有经气聚集的道路，足胫部也有经气聚集的道路。经气在头部者，必终止于脑；经气在胸部者，必终止于胸与背部俞穴；经气在腹部者，必终止于背部俞穴和冲脉循行于脐左右的动脉处；经气在足胫部者，必终止于腹股沟与小腿后面踝关节之上下。

头部气街是指头面部与脑之联系；胸部气街是指胸部与颈、上背部、上肢联系；腹部气街是指腹部与下背部联系；胫部气街是指下肢与下背部、腰部联系。

这段经文说明，经络除远近等联系外，还有集中的局部分段联系。这种联系既加强了局部与全身的整体联系，也加强了腹背相应节段的脏腑与皮肤表层的联系。这种特殊联系，为我们提供了临床应用价值。这种联系与现代解剖学中的神经节段性支配有极相似之处。

气街与根结、标本之间关系密切，"根""本"是经气之起源，"结""标"为经气汇聚之处，气街则是经气所聚集的道路。从分布上看，"结""标"均位于头面、胸、腹部，这也正是气街所在之处。这些结构上的特点成为针灸治疗学上的重要基础。

（2）四海理论

《灵枢·海论》提出："人有髓海、有血海、有气海、有水谷之海，凡此四者，以应四海也。"

脑为髓海，在头部，为元神之所在，是脏腑、经络活动的主宰。冲脉为血海，又称十二经之海。冲脉总领十二经气血之要冲，故冲脉为血海。因冲脉起于胞中，伴少阴经上行至"脐下，肾间动气者"，故为十二经之根本，是原气生发的本源。原气通过三焦分布全身，是人体生命活动的原动力，故冲脉又为十二经之海。膻中为气海，在胸部，为宗气所聚之处，推动肺的呼吸和心血的运行。胃为水谷之海，在上腹部，是营气、卫气生化之源，即气血化生之处。

四海理论进一步明确了经气的组成和来源。《灵枢·海论》指出，当四海有余或不足时，就会出现相应的病候，如"气海有余者，气满胸中，免息面赤；气海不足，则少气不足以言。血海有余，则常想其身大，佛然不知其所病；血海不足，亦常想其身小，狭然不知其所病。水谷之海有余，则腹满；水谷之海不足，则饥不受谷食。髓海有余，则轻劲多力，自过其度；髓海不足，则脑转耳鸣，胫酸眩冒，目无所见，懈怠安卧"等。这时就要取四海中相应的腧穴，调其虚实，其对针灸临床具有一定的指导意义。四海及其所通穴位见表3。

表3　四海及其所通穴位

四海	部位	所通穴位
脑为髓海	头	盖（百会）、风府
膻中为气海	胸	柱骨上下（颈部）、人迎
胃为水谷海	上腹（胃）	气冲、三里
冲脉为血海	下腹（胞中）	大杼、上巨虚、下巨虚

（3）络脉联系

任、督二脉一行于腹，一行于背。督脉的络脉"别走太阳"，构成了督脉与足太阳膀胱经的联系，而任脉的络脉又分布于腹部，与冲脉相联结。脾之大络分布在躯干两侧，它们通过横支的络脉而联系，即督脉通于膀胱经、任脉通于冲脉、脾之大络则把冲脉与足太阳之脉进行联系，构成经络腹背前后的局部联系。这种联系不仅发生在体表，也联系到相应的脏腑，故有"脏腑腹背，气相通应"之说，说明脏腑之经气在腹背是相互联通的。这就是俞、募配穴法的理论基础。

5.经络的分层次支配方式（深浅支配方式）

经络在皮肤表面的支配与联系是通过十二皮部完成的，而皮部所支配与联系的范围又以对应经脉的循行路线为基础。

再深一层（即肌肉、筋腱、关节系统），为经筋的分布支配区域。《素问·痿证论》云"宗筋主束骨而利关节也"，是指经筋有约束骨骼、管理关节屈伸活动的作用。其循行分布的特点是，起于四肢末端，上行头身，联结于腕、肘、肩、踝、膝、髋等关节与肌腱附着处，而不进入体腔内。其分布基本与十二经一致，位于十二皮部之深层。

更深一层，也就是经别的分布范围，主要支配内脏活动。经别均从本经肘、膝以上别入腹里，联结内脏，再浅出体表。

6. 上下同名经相连

手太阴与足太阴——中府穴。

手厥阴与足厥阴——天池穴。

手少阴与足少阴——前胸心中。

手阳明与足阳明——迎香穴。

手太阳与足太阳——睛明穴。

手少阳与足少阳——瞳子髎穴。

7. 纵横交错的交叉联系

据统计，人体有近110个穴位是经脉的交会点，如常用的八脉交会穴、八会穴等。

综上所述，经络之间的联系均是以十二经为基础而展开的，通过脏腑之间、表里之间、上下之间、腹背之间以及结构的深浅等紧密地联系在一起，构成一个完整的经络系统。通过这种联系，人体才能保持平衡与协调，实现"阴平阳秘、精神乃治"的目的。

二、经络运行气血的作用

《灵枢·本脏》曰："经脉者，所以行气血营阴阳……"

《灵枢·营卫生会》曰："人受气于谷，谷入于胃，以传于肺，五脏六腑，皆以受气。其清者为营，浊者为卫。营在脉中，卫在脉外，营周不休，五十度而复大会，阴阳相贯，如环无端。卫气行于阴二十五度，行于阳二十五度，分为昼夜，故气至阳而起，至阴而止。"

《灵枢·邪客》曰："营气者，泌其津液，注之于脉，化以为血，以荣四末，内注五脏六腑，以应刻数焉。"

这些条文说明，经脉有运行气血、使气血在人体循行不止，并通过气血营养各个组织器官的作用。

（一）气血的概念

气的内涵包括三个方面：一是先天之肾间动气，其禀赋于先天母体，对人体的生长发育起着重要作用。《难经·六十六难》云："脐下肾间动气者，人之生命也，十二经之根本也。"其为精气转化而成，是推动人体活动的基本动力。二是脾胃之气、后天的谷气，是后天生长发育维持生命的物质基础。三是宗气。"宗气积于胸中，出于喉咙，以贯心脉，而行呼吸焉"。肾气、谷气与宗气结合，构成诸气之功能。《素问·离合真邪论》曰："真气者，经气也。"《灵枢·刺节真邪》云："真气者，所受于天，与谷气并而充身者也。"这里所说的"经气"，除具有化生水谷精微的作用外，还包括先天之原气。所以说，经气的作用是促使血液流动。

血是中焦受水谷之气，经过脾胃的消化吸收，将其精华部分经肺气与心阳之奉化，变化而赤，注于脉中，是谓血。血液在脉管中流动，发挥着营养与濡润组织器官的作用。

（二）气血运行的动力

气血在脉管中阴阳相贯，周而复始，如环无端地循环，其动力是什么呢？《难经·一难》曰："人一呼脉行三寸，一吸脉行三

寸，呼吸定息，脉行六寸。人一日一夜，凡一万三千五百息，脉
行五十度，周于身。漏水下百刻，荣卫行阳二十五度，行阴亦
二十五度，为一周也，故五十度。"如此推动血液在经脉中不断流
动。据统计，人体十四经共长十六丈二尺，所以呼吸270次，气
血运行全身一周。一昼夜呼吸一万三千五百次，营卫气血就循环
五十周（为一大会）。又因为宗气"惯心脉，行呼吸"，所以说，
宗气是气血运行的主要原动力。

（三）气血运行的通道

气血运行有两条通路。

1. 沿任、督二脉循行

气血沿任、督二脉的循行路线，起于中焦（肺经）→出喉咙→
至腭内（任脉至颈之段）→再出鼻窍→上额→过颠顶→下项后
（沿脊柱）→至尾骶部（督脉部分）→复过阴器→沿胸腹→入任脉→
再注于肺，构成肺与任督二脉的循环。

2. 沿十二经脉循行

气血起于中焦手太阴肺经→手阳明大肠经→足阳明胃经→足
太阴脾经→手少阴心经→手太阳小肠经→足太阳膀胱经→足少阴
肾经→手厥阴心包经→手少阳三焦经→足少阳胆经→足厥阴肝经，
又回于手太阴肺经，构成气血在十二经中的循环。《灵枢·营气》
云："营气之道，内谷为宝。谷入于胃，乃传之肺，流溢于中，布
散于外，精专者，行于经隧，常营无已，终而复始，是谓天地之
纪。故气从手太阴出注手阳明，上行注足阳明，下行至跗上，注
大趾间，与足太阴合，上行抵脾。从脾注心中，循手少阴，出腋，
下臂，注小指，合手太阳。上行乘腋，出𬱟内，注目内眦，上
颠，下项，合足太阳。循脊，下尻，下行注小趾之端，循足心，

注足少阴，上行注肾。从肾注心，外散于胸中，循心主脉，出腋，下臂，出两筋之间，入掌中，出中指之端，还注小指次指之端，合手少阳。上行注膻中，散于三焦，从三焦注胆，出胁，注足少阳。下行至跗上，复从跗注大趾间，合足厥阴，上行至肝。从肝上注肺。上循喉咙，入颃颡之窍，究于畜门。其支别者，上额，循颠，下项中，循脊，入骶，是督脉也。络阴器，上过毛中，入脐中，上循腹里，入缺盆，下注肺中，复出手太阴。此营气之所行也，逆顺之常也。"

三、经络濡养全身的作用

经络通过周密联系和运行气血，将脏腑运化产生的精微物质送至人体各个组织器官，完成营养四肢百骸、协调阴阳、维持机体正常生命活动的作用。正如《灵枢·本脏》所说"经脉者，所以行血气而营阴阳，濡筋骨，利关节者也"。

经络病理学

　　经络在病理方面，与疾病的发生和转变有着密切的关系，它主要表现为传导作用。当外邪侵犯人体时，如果经气卫外功能失常，病邪即可沿着经络通路内传脏腑。《素问·皮部论》中说："邪客于皮则腠理开，开则邪入客于络脉，络脉满则注于经脉，经脉满则入舍于脏腑也。"例如，风寒之邪侵犯肌表，可出现恶寒、体痛、流涕等症状，若内传脏腑，便会出现咳嗽、吐痰、胸闷、气短等症状。但这种传变是相对的，是否传变，要看病邪的轻重及人体正气的盛衰，同时与治疗是否得当等因素也有关。

　　风寒之邪入侵经络，或气、血、痰、湿瘀阻经络均可出现抽搐、肿痛之症（不通则痛）。如经络久痹不通、气血失运，筋骨及肌肉无以为养，则可出现麻木不仁，甚至偏枯、痿废等症。

　　因为经络有一定的循行路线和脏腑络属，它能反映所属脏腑的病证，所以在临床上就可以根据患者所表现的症状，结合经络循行的路线及所联系的脏腑，作为辨证归经的依据。例如，胁肋与少腹是肝经所过，故两胁疼痛或少腹痛多与肝经有关。另外，某些疾病常可反映在经络循行通路上，或反映在经气聚集的某些穴位上，故这些部位常有明显压痛、结节等异常反应，或出现皮肤形态变化、皮肤温度及电阻改变等，这些现象都有助于疾病的诊断。如阑尾炎患者常常在足阳明胃经的上巨虚穴出现压痛。临床上采用循经诊察、按压诊察及经络电测定等方法来检查有关经络、腧穴的变化，对诊断疾病有一定的参考意义。

针灸治病是通过经络的传导功能，疏通经气，恢复脏腑功能，从而达到治病目的的。因此，除选用局部腧穴外，通常以循经取穴为主，即某一经络或脏腑有病，就选取该经或该脏腑的所属经络，或选取相应经脉的远部腧穴来治疗。《四总穴歌》讲的"肚腹三里留，腰背委中求，头项寻列缺，面口合谷收"，就是循经取穴的典范，临床应用较广泛。又如头痛，因前头痛与阳明经有关，故可循经选取上肢的合谷穴、下肢的内庭穴治疗。药物治疗脏腑疾患，同样也有赖于经络的传导、输送功能。这些都是经络学说在临床治疗方面的体现。

经络不仅在人体生理功能和病理变化上起重要作用，而且还是指导辨证归经和针灸治疗的主要理论依据，故《灵枢·经脉》说："经脉者，所以能决死生，处百病，调虚实，不可不通。"

一、十二经脉病候

（一）手太阴肺经病候

手太阴肺经：是动则病[1]，肺胀满，膨膨而喘咳，缺盆中痛，甚则交两手而瞀[2]，此为臂厥[3]。是主肺所生病者，咳上气，喘喝，烦心，胸满，臑臂内前廉痛厥，掌中热。气盛有余，则肩背痛，风寒汗出中风，小便数而欠[4]，气虚则肩背痛，寒，少气不足以息[5]，溺色变[6]。

【注释】

[1]是动则病：是主所生病，历代解释不一。《难经·二十二难》："是动者，气也；所生者，血也。邪在气，气为是动；邪在血，血为所生病。"张隐痷："是动者，病因于外；所生者，病因于内。"张景岳："动，言变也，变则变常为病。"《图书集成医部全

录》："所生者，谓十二经脉乃脏腑之所生，脏腑之病，外见于经症也。夫是动者，病因于外；所生者，病因于内。凡病有因于外者，有因于内者，有因于外而及于内者，有因于内而及于外者，有外内之兼病者。"所谓是动，是指经脉受邪之后，传逆到其所属体表、脏腑所发生的一系列病理反应。所生乃是经络之所能主治的一些疾病。

[2] 瞥：即眼花，目眩不明。

[3] 臂厥：指四肢厥冷同时伴有昏倒，表现为心烦、心慌、头晕眼花、视物不清或伴有昏厥、四肢厥冷、苍白等症。

[4] 小便数而欠：小便次数增多而每次排尿量少。

[5] 少气不足以息：呼吸困难的表现。

[6] 溺：指小便，又指淹或溺水。

【译文】

手太阴肺经受邪而出现的证候为肺部胀满，膨膨而喘，咳嗽，缺盆（锁骨上窝）疼痛；严重时表现为两手抱于胸前，自感心烦乱，头晕眼花，视物不清，并伴有四肢厥逆或昏倒等症，此称为"臂厥"。本经主治的疾病与肺有密切关系，表现为咳嗽，气逆而上，咳息，心烦胸闷，上肢内侧前缘（手太阴肺经循行之处）疼痛而厥冷，掌心发热。属于气盛有余的偏实证候则肩背疼痛，像外感风寒或中风一样自汗出，或者小便次数增多但尿量减少；如果是气虚不足的虚证，则肩背痛，怕冷，呼吸短促，小便颜色也变得不正常。

（二）手阳明大肠经病候

手阳明大肠经：是动则病，齿痛、颈肿。是主津液[1]所生病者，目黄口干，鼽衄[2]，喉痹[3]，肩前臑痛，大指次指痛不用。

气有余，则当脉所过者热肿；虚则寒栗不复[4]。

【注释】

[1] 津液：《太素》《脉经》里无"液"字。因大肠主"津"，小肠主"液"。

[2] 鼽衄：指鼻流清涕或鼻塞不通之症。这里指鼻出血。

[3] 喉痹：咽喉肿痛或阻塞不利，吞咽不爽，甚至吞咽困难。

[4] 寒栗不复：栗，打寒战；不复，为难以转温之意，指恶寒战栗长久不恢复者。

【译文】

手阳明大肠经受邪而出现的证候为牙齿疼痛，颈部肿胀。本经主治的疾病与津液有密切关系，表现为眼睛发黄，口干，鼻流涕或鼻塞而出血，喉咙肿痛，前外侧及上臂前缘疼痛，食指痛而活动不灵。本经气盛有余的实证，经脉所经过的部位发热和肿胀；虚则恶寒战栗，且长久不能温暖。

（三）足阳明胃经病候

足阳明胃经：是动则病，洒洒振寒[1]，善呻数欠[2]，颜黑，病至则恶人与火[3]，闻木声则惕然而惊[4]，心欲动[5]，独闭户塞牖而处[6]，甚则欲上高而歌，弃衣而走，贲响腹胀，是为骭厥[7]。是主血所生病者，狂疟[8]，温淫[9]汗出，鼽衄，口喝，唇胗[10]，颈肿喉痹，大腹水肿，膝膑肿痛；循膺、乳、气街、股、伏兔、膝外廉，足跗上皆痛，中趾不用。气盛则身以前皆热，其有余于胃，则消谷善饥[11]，溺色黄；气不足则身以前皆寒栗，胃中寒则胀满。

【注释】

[1] 洒洒振寒：似冷水洒在身上，阵阵寒战的感觉。

［2］数欠：频频打哈欠。

［3］病至则恶人与火：发病时怕人怕亮。

［4］惕然而惊：突然受惊害怕之意。

［5］心欲动：心跳悸动不安。

［6］独闭户塞牖而处：牖，喜欢一个人关起门窗待在室内。

［7］骭厥：指胫部，即小腿部。

［8］狂疟：指发疟寒战，高烧躁动不安。

［9］温淫：温，热也；淫，太过，指高烧而言。

［10］唇胗：胗，通疹。口唇周围疱疹。

［11］消谷善饥：即食多而易饥饿现象。

【译文】

足阳明胃经受邪而出现的证候是恶寒战栗，阵阵哆嗦，似冷水浇身一样，频频呻吟，打呵欠，颜面暗黑（额部）。病发作时怕见人和火光，听见木器声则惊恐，心跳不安，喜欢一个人独自关闭门窗躲在屋中；甚则会爬到高处，胡乱歌唱，脱掉衣服乱跑，肠鸣腹胀，这叫骭厥。本经所主的病候与血关系密切，表现为高烧寒战，躁动不安，高热而自汗出，鼻塞，多涕而出血，口眼㖞斜，口唇生疮，颈部肿大，咽喉肿痛，腹大水肿，膝关节肿痛，沿胸前、乳房、腹股沟、大腿前面、小腿外侧、足背部（足阳明经所过之处）疼痛，足中趾活动障碍。本经气盛有余的实证，身前胸腹部发热，若气盛有余于胃，消化快，容易饥，小便色黄。本经气虚不足的虚证，身前胸腹部发冷，胃中有寒，发生胀满。

（四）足太阴脾经病候

足太阴脾经：是动则病，舌本强，食则呕、胃脘痛，腹胀善噫，得后与气[1]则快然如衰[2]，身体皆重。是主脾所生病者，舌本痛，体不能动摇，食不下，烦心，心下急痛，溏瘕泄[3]，水闭[4]，黄疸，不能卧，强立股膝内肿厥，足大趾不用。

【注释】

[1]得后与气：后，大便也；气，转矢气也。即大便畅与排出矢气。

[2]快然如衰：感到病情松解。

[3]瘕泄：大便次数频多，腹痛起包块，时有时消，水样便。

[4]水闭：指小便不通。

【译文】

足太阴脾经受邪后而出现的证候是舌根强硬，食即呕吐，胃脘疼痛，腹胀，经常嗳气，大便和排气后病情感觉减轻，身体沉重无力。本经主治的病候与脾有密切关系，表现为舌根部痛，身体活动不便，吃不下饭，心烦，心窝部疼痛剧烈，大便溏泄，腹部伴有包块，小便不利，黄疸，不能安卧，勉强站立时则膝与大腿内侧肿胀与厥冷，足大趾运动障碍。

（五）手少阴心经病候

手少阴心经：是动则病，嗌干[1]，心痛，渴而欲饮，是为臂厥[2]。是主心所生病者，目黄、胁痛，臑臂内后廉痛厥，掌中热痛。

【注释】

[1]嗌干：嗌，咽也，指咽峡，咽与食管相连部分。

[2]臂厥：病名，见脾经。

【译文】

手少阴心经受邪后而出现的证候为咽喉干燥，心胸疼痛，口渴而想喝水，同时伴有两上肢厥冷麻木，甚则出现心慌头晕、眼花烦乱等昏厥症状，此称之臂厥。本经主治的病候与心有密切关系，表现为目黄、胸胁部疼痛，上肢内侧后缘疼痛而厥冷，但手掌心反感到发热疼痛。

（六）手太阳小肠经病候

手太阳小肠经：是动则病，嗌痛颔肿，不可以顾[1]，肩似拔，臑似折。是主液所生病[2]者，耳聋，目黄，颊肿，颈、颔、肩、臑、肘、臂外后廉痛。

【注释】

[1] 不可以顾：即颈项左右转动困难。

[2] 主液所生病：《素问·灵兰秘典论》云："小肠者受盛之官，化物出焉。"说明小肠的功能是接受胃传下来的食物，经过小肠而消化吸收。营养的部分进入血液，营养周身，糟粕归于大肠，水分归于膀胱。所以说，小肠泌其津液，这是小肠主津液所生病的含义。

【译文】

手太阳小肠经受邪而出现的证候为咽喉疼痛，颔部肿胀，以至颈项左右转动困难，肩部剧痛像被人拉拔一样，上臂疼痛如折。本经主治的病候与津液有密切关系，表现为耳聋，目黄，颊部肿胀，以及沿着本经循行的部位——颈、颔、肩、上肢外侧后缘疼痛等。

（七）足太阳膀胱经病候

足太阳膀胱经：是动则病，冲头痛，目似脱，项似拔，脊痛，腰似折，髀不可以曲，腘如结，踹如裂，是为踝厥[1]。是主筋所生病[2]者，痔，疟，狂，癫疾，头囟项痛，目黄泪出，鼽衄，项、背、腰、尻、腘、踹、脚皆痛，小趾不用。

【注释】

［1］踝厥：病名，表现为腘窝强急，腓肠肌转筋及小腿外踝部厥冷、麻木、酸痛等。

［2］是主筋所生病：《景岳全书》云："周身筋脉，惟是太阳为多为巨，其下者，结于踵，结于踹，结于腘，结于臀；其上者，夹腰脊，络肩项，上头为目上冈，下结于颃。故凡为挛、为弛、为反张戴眼之类，皆是太阳之水亏，而主筋所生病者。"

【译文】

足太阳膀胱经受邪而出现的证候为邪气上冲而感头痛，严重时眼球好像要脱出，后项部疼痛好像受到拉扯，脊椎疼痛，腰部好似折断，股关节活动障碍不能屈曲，腘窝部筋脉挛结，屈伸不利，小腿肚疼痛如裂开一样，这叫踝厥。本经主治的病候与筋有密切关系，表现为痔疮、疟证、躁狂、癫痫，头囟后项痛，目黄，流泪，鼻塞多涕或出血，以及本经循行部位，颈项、背、腰、尻、腘窝、小腿后侧、脚等处疼痛，足小趾不能活动。

（八）足少阴肾经病候

足少阴肾经：是动则病，饥不欲食，面如漆柴[1]，咳唾则有血，喝喝而喘，坐而欲起，目䀮䀮[2]如无所见，心如悬[3]若饥状。气不足则善恐，心惕惕[4]如人将捕之，是为骨厥[5]。是主肾所生病者，口热舌干，咽肿上气，嗌干及痛，烦心心痛，黄疸，肠澼[6]，脊臀股内后廉痛，痿厥[7]，嗜卧，足下热而痛。

【注释】

［1］面如漆柴：形容病人面部色黑如漆、骨瘦如柴。

［2］目䀮䀮：眼睛模糊、视物不清的样子。

［3］心如悬：心中虚，如悬吊在空中。

［4］心惕惕：心跳不宁的样子。

［5］骨厥：病名《医学大辞典》："证多见骨枯爪痛。"还包括是动则痛以下所述各症。

［6］肠澼：指泄泻。

［7］痿厥：指下肢痿弱无力，冰冷不温。

【译文】

足少阴肾经受邪而出现的证候为饥不欲食，面色暗黑如漆炭，骨瘦如柴，咳嗽痰中带血，气急而喘发出喝喝声，坐下就想站起来，视物不清，心像悬吊半空中动荡不安，状若饥饿而有嘈杂不适的感觉。本经经气不足之虚证则经常恐惊害怕，像被人抓，心怦怦乱跳，这叫骨厥。本经主治的病候与肾脏有密切关系，表现为口热舌干燥，咽喉肿，气逆而上，喉咙干燥而疼痛，心胸烦闷而痛，黄疸，泄泻，脊柱、大腿内侧后缘疼痛，或发为痿软厥冷，四肢无力喜欢躺着，足心发热而疼痛。

（九）手厥阴心包经病候

手厥阴心包经：是动则病，手心热，臂肘挛急，腋肿，甚则胸胁支满[1]，心中憺憺[2]大动，面赤目黄，喜笑不休。是主脉所生病者，烦心、心痛、掌中热。

【注释】

［1］支满：支撑胀满的感觉。

［2］心中憺憺：张景岳："动而不宁貌。"意为心剧烈跳动，悸动不宁样。

【译文】

手厥阴心包经受邪而出现的证候为手心发热，臂及肘关节拘挛强直，腋下肿胀，严重时胸胁部有支撑胀满的感觉，心剧烈跳动，悸动不宁，面色红赤，眼睛发黄，并嬉笑不止。本经主治的病候与脉有密切关系，表现为心烦、心痛不宁、手心发热等。

（十）手少阳三焦经病候

手少阳三焦经：是动则病，耳聋，浑浑焞焞[1]，嗌肿喉痹。是主气所生病者，汗出，目锐眦痛，颊肿，耳后肩、臑、肘臂外皆痛，小指次指不用。

【注释】

[1] 浑浑焞焞：指耳聋耳鸣、头昏脑胀的感觉。

【译文】

手少阳三焦经受邪而出现的证候为耳聋，耳鸣，头昏脑胀，咽部或咽喉肿胀疼痛。本经主治的病候与气有密切关系，表现为自汗出，外眼角痛，颊部肿，循行所过部位为耳后、肩部、上臂、肘关节、前臂外侧，均发生疼痛，小指侧的次指即无名指不能活动。

（十一）足少阳胆经病候

足少阳胆经病候：是动则病，口苦，善太息，心胁痛，不能转侧，甚则面微有尘[1]，体无膏泽[2]，足外反热[3]，是为阳厥[4]，是主骨所生病者[5]，头痛，颔痛，目锐眦痛，缺盆中肿痛，腋下肿，马刀侠瘿[6]，汗出，振寒，疟，胸胁、肋、髀、膝外至胫、绝骨、外踝前及诸节皆痛，小趾、次趾不用。

【注释】

[1] 面微有尘：形容面色晦暗不洁，无光泽，像有灰尘蒙住一样。

[2] 体无膏泽：身体皮肤无油润光泽。

[3] 足外反热：指下肢外侧发热。

[4] 阳厥：张景岳云："本经循髀阳出膝外廉，下出外踝之

前，故足外反热，本病从火，故为阳厥。"杨上善说"少阳厥也"，指该经脉所过之处的气血阻逆。

［5］主骨所生病者：张景岳云："胆味苦，苦走骨，故胆主骨所生病。又骨为干，其质刚，胆为中正之官，其气亦刚，故病及于骨，凡惊伤胆者骨必软，即其明证。"

［6］马刀侠瘿：即瘰疬，生于腋下者为马刀，生于颈项者为侠瘿。两处病变常共存，故称马刀侠瘿。

【译文】

足少阳胆经受邪而出现的证候为口苦，时常叹息，胸胁部疼痛，身体转动困难，病重时面色晦暗，如蒙灰尘，身体皮肤失去脂润光泽，小腿及足外缘感觉发热，此为阳厥。本经主治的病候与骨有密切关系，表现为头痛、颔痛、眼外角痛，缺盆中肿痛，腋下肿痛，颈部、腋窝生瘰疬，自汗出，寒战，发疟疾，本经所过之处，胸胁、肋、髀、膝及小腿外侧、绝骨、外踝前及诸关节均疼痛，足第四趾不能活动。

（十二）足厥阴肝经病候

足厥阴肝经：是动则病，腰痛不可以俯仰，丈夫㿗疝[1]，妇人少腹肿[2]，甚则嗌干，面尘脱色[3]。是主肝所生病者，胸满，呕逆，飧泄，狐疝[4]，遗溺，癃闭。

【注释】

［1］㿗疝：指疝气。

［2］少腹肿：张介宾说："足厥阴气厥则为睾肿卒疝。妇人少腹肿，即疝病也。"下腹部肿胀。

［3］脱色：面部失去正常颜色，或苍白或晦暗。

［4］狐疝："狐疝言狐者，疝气之变化，隐现往来上下不可测

知，狐也"。现多指腹股沟疝。

【译文】

足厥阴肝经受邪而表现的证候为腰部疼痛不能前后活动，男人生疝气，女人下腹部肿胀，严重时咽喉发干，面部像蒙着一层灰尘，失去常色。本经主治的病候与肝脏有密切关系，表现为胸胁胀满，呕吐，腹泻，狐疝，遗尿，小便不畅等。

二、奇经八脉病候

1. 督脉病候

《素问·骨空论》："督脉为病，脊强反折。"

《难经·二十九难》："督之为病，脊强而厥[1]。"

《素问·骨空论》："督脉为病，自少腹上冲而痛，令人不得前后溲的冲疝、癃、痔、遗尿、嗌干，女子则不孕。"

《针灸大成》："人病背脊腰痛，癫痫，背心热，狂走鬼邪，目痛，大椎骨酸痛。"

《图书集成医部全录》："督脉其为病也，主外感风寒之邪。"

《灵枢·经脉》："实在脊强，虚则头重。"

王叔和："以为腰背强痛，不得俯仰，大人癫痫，小儿风痫。"

【注释】

[1] 脊强而厥：脊柱强痛并伴发昏厥，不省人事。

【小结】

综上所述，督脉发生病变，主要表现为脊柱强直、角弓反张、头重痛、项强、眩晕、癫痫、癃闭、遗溺、痔疾、妇女不孕等症。

2. 任脉病候

《素问·骨空论》："任脉为病，男子内结[1]，七疝[2]，女子带下[3]，瘕聚[4]。"

《素问·上古天真论》："任脉坏，地道不通，故形坏而无子。"

《脉经》："任脉病，动若少腹绕脐下引横骨阴中切痛，若腹中有气如指，上抢心，不得俯仰拘急。"

《针灸大成》："人病七疝八瘕，寒温不调，口舌生疮，头项强痛。"

【注释】

[1] 内结：指坚凝结聚之症。

[2] 七疝：《医学必读》中的七疝是指冲疝、狐疝、㿉疝、厥疝、瘕疝、癫疝、癃疝。《儒门事亲》中的七疝是指筋疝、血疝、气疝、狐疝、㿉疝、寒疝、水疝。《诸病源候论》中的七疝是指厥疝、征疝、寒疝、气疝、盘疝、腑疝、狼疝。

[3] 带下：广义是指一切妇科病，狭义指带下病。

[4] 瘕聚：瘕者忽聚忽散，聚者结聚成块。

【小结】

综上所述，任脉发生病变，主要表现为男子七疝（疝证），女子则发月经病及其他生殖系统疾病（如白带、月经不调、不孕等），还可发生腹中瘕聚，以及小便不利、遗精、阴中痛等。

3. 冲脉病候

《素问·骨空论》："冲脉为病，逆气里急[1]。"

李东垣："凡逆气上冲，或兼里急，或作躁热，皆冲脉逆也。"

王叔和云："冲督用事，则十二经不复朝于寸口，其人若恍惚狂痴。"

《医部图书全录》："冲脉血盛，则渗灌皮肤，生毫毛；女子数脱血，不荣其口唇，故胡须不生。宦者[2]去其宗筋，伤其冲任，故须也不生。"

【注释】

[1] 逆气里急：腹内有气上冲，拘急疼痛。

[2] 宦者：指太监。

【小结】

综上所述，冲脉发生疾病，主要表现为腹内有气上逆，并伴拘急疼痛、躁热、不孕、痿证等。

冲脉为十二经脉之海，也被称为血海，根据其生理功能去理解本经的病候。临床上经带胎产之病均与冲脉有密切关系。如太冲脉盛，则月事以时下。若冲脉不调，女子则会出现不孕、月经不调、流产等生殖系统疾病。至于逆气里急以至瘕疝、少腹痛、上抢心等症，是由本脉循少腹上行的缘故，故气上冲心、小腹痛等症归于冲脉。

4. 带脉病候

《难经·二十九难》："带脉为病，腹满，腰溶溶若坐水中[1]。"

《素问·痿论》："阳明冲脉皆属于带脉，而络于督脉。故阳明虚则宗筋纵，带脉不引[2]，故足痿不用也。"

明堂曰："女人少腹满，里急瘕疝，月事不调，赤白带下。"

杨氏曰："带脉总束诸脉，使不妄行，如人束带而前垂，此脉若固，其无带下漏经之症矣。"

刘忠厚曰："带下以带为病得名。"

张子和曰："诸经上下往来，遗热于带脉之间，寒热郁抑，白物满溢，随溲上下故谓之带下。"

【注释】

[1] 腰溶溶若坐水中：腰部弛缓无力，好像坐在水中的感觉一样。

[2] 不引：不能约束控制之意。

【小结】

综上所述，带脉发生病变，主要表现为腹部胀满，腰脊疼痛，妇女带下，下肢痿软、瘫痪等症。

5. 阳跷脉病候

《难经·二十九难》:"阳跷为病，阴缓而阳急[1]。"

《灵枢·寒热》:"以阳跷、阴跷，阴阳相交，阳入于阴，阴生于阳，交于目锐眦，故气并相还则为濡目，气不营则目不合，阳气盛则瞋目，阴气盛则瞑目。"

又曰:"邪客于足阳跷之脉，令人目痛从内眦始。"

又曰:"目中赤痛从内眦起，取之阴跷。"

《脉经》:"癫痫瘛疭，不知所苦，两跷之下，男阳女阴。"

张洁古曰:"癫痫昼发灸阳跷，夜发灸阴跷。"

【注释】

[1] 阴缓而阳急:王叔和:"当从外踝以上急，内踝以上缓。"内侧弛缓，外侧拘急。所谓缓急，就是当病者急，不病者缓。

【小结】

综上所述，阳跷脉发生病变，主要表现为肢体内侧弛缓，外侧拘急，并伴失眠、癫痫抽搐，及腰背疼痛、身体强直等症。

6. 阴跷脉病候

《难经·二十九难》:"阴跷为病，阳缓而阴急。"

《脉经》:"阴跷也，苦癫痫，寒热，皮肤淫痹，少腹痛，里急，腰及髋窌下连阴中痛，男子阴疝，女子漏下不止。"

【小结】

综上所述，阴跷脉发生病变，主要表现为肢体内侧拘急，外侧弛缓，嗜睡，癫痫。因阴跷脉为足少阴肾经之支别，故可见少腹痛、腰髋连阴中痛、男子阴疝、女子漏下等症。

7．阳维脉病候

《难经·二十九难》："阳维维于阳，阴维维于阴，阴阳不能自相维，则怅然失志，溶溶不能自收持。""阳维为病，苦寒热。"

张洁古曰："卫为阳，主表。阳维受邪，为病在表，故苦寒热。"

【小结】

综上所述，阳维脉起于诸阳之会，维系一身之阳气，阳在外，属表，故阳维脉发生病变，表现为严重的恶寒、发热等症状。

8．阴维脉病候

《难经·二十九难》："阴维为病苦心痛。"

张洁古曰："荣为阴，主里，阴维受邪，为病在里，故苦心痛。"

【小结】

综上所述，阴维脉起于诸阴之交，交足之阴而行，与阴脉同归，而足三阴均行于胸腔胁腹，如果此经脉气不调，则常发生胸腔部疼痛等症。阴维脉发生病变，表现为严重的心痛、胃痛等症。

（三）十五络脉病候

络脉的主病与经脉的主病基本上是一致的，但络脉的主治范围更为广泛。这是因为络脉加强互为表里的经脉之间的联系，所以络脉的主病还包括其互为表里的经脉的部分主病。正如《灵枢·根结》所说："根十二经者，盛络皆当取之。"

络脉在病机传变过程中起着重要作用，当外邪侵袭机体时，病邪一般先络脉后经脉，即由表入里进行传变。若人体气血出现病态，则初病在经而后及络。

络脉在临床上的应用，对实证可用三棱针刺络放血，以泻邪气。如《灵枢·杂病》云："腰脊强，取足太阳胴中之血络。"《灵枢·经脉》云："凡刺寒热者，皆多血络，必间日而一取之，血尽而止。"此外，实证还可用交经缪刺法。《标幽赋》云："交经缪刺，左有病而右畔取。"即左侧有病刺右侧络脉、右侧有病刺左侧络脉的方法。虚证因气血衰弱，脉气下陷，临床治疗多采用灸法。另外，根据络脉与其互为表里的两条经脉的有机联系，还可采用原络配穴法，即取本经的原穴配以互为表里经脉的络穴。例如，手太阴肺经疾患，除取肺经原穴太渊外，可配大肠经的络穴偏历；手阳明大肠经疾患，除取大肠经的原穴合谷外，可兼取肺经的络穴列缺。这种原络配穴法是临床常用的方法之一。

1. 手太阴之络脉病候

《灵枢·经脉》："其病，实则手锐[1]掌[2]热；虚则欠㰦[3]，小便遗数。取之去腕一寸半。"

【注释】

[1]锐：指掌后锐骨后，即掌后高骨。

[2]掌：指手掌部。

[3]欠㰦：打呵欠。

【译文】

手太阴之络脉发生病变，实证表现为掌后锐骨及手掌心发热；虚证则出现张口呵欠，小便失禁或频数。治疗可取位于腕后一寸半处的列缺穴。

2. 手少阴之络脉病候

《灵枢·经脉》："实则支膈[1]，虚则不能言，取之掌后一寸。"

【注释】

[1]支膈：胸膈间感到支撑胀满样感觉。

【译文】

手少阴之络脉发生病变，实证可出现胸膈间支撑胀满而不舒畅之感；虚证则出现不能言语。治疗可取位于手掌后方一寸处的通里穴。

3. 手厥阴之络脉病候

《灵枢·经脉》："实则心痛，虚则头强。取之两筋也。"

【译文】

手厥阴之络脉发生病变，实证表现为心痛；虚证则出现头项僵硬强直，活动不灵。治疗可取位于手掌后方、两筋之间的内关穴。

4. 手太阳之络脉病候

《灵枢·经脉》："实则节弛肘废；虚则生疣[1]，小者如指痂疥[2]。取之所别也。"

【注释】

[1]疣：即赘疣也。

[2]指痂疥：形容赘疣个小，如指尖样疥疮痂大小。

【译文】

手太阳之络脉发生病变，实证表现为骨节弛缓，肘关节痿废而不能活动；虚证则皮肤上易出现疣赘，其中，小的如指尖样的疥疮痂。治疗可取手太阳小肠经的络脉从本经别出之处的络穴——支正穴。

5. 手阳明之络脉病候

《灵枢·经脉》："实则龋[1]聋；虚则齿寒，痹膈[2]。取之所别也。"

【注释】

[1]龋：即龋齿，俗称虫牙。

[2]痹膈：胸膈闭塞，不通畅也。

【译文】

手阳明之络脉发生病变，实证可表现为龋齿、耳聋；虚证则出现牙齿怕冷、胸膈满闷，阻闭不通。治疗可取手阳明大肠经的络脉从本经别出之处的络穴——偏历穴。

6. 手少阳之络脉病候

《灵枢·经脉》："病实则肘挛，虚则不收，取之所别也。"

【译文】

手少阳之络脉发生病变，实证表现为肘关节拘挛；虚证则出现肘关节弛缓不收。治疗可取手少阳三焦经的络脉从其本经所别出之处的络穴——外关穴。

7. 足太阳之络脉病候

《灵枢·经脉》："实则鼽窒[1]，头背痛；虚则鼽衄[2]。取之所别也。"

【注释】

[1]鼽窒：鼻流清涕而不通也。

[2]鼽衄：鼻流清涕或伴有衄血。

【译文】

足太阳之络脉发生病变，实证表现为鼻流清涕而不通，后头与背部疼痛；虚证则出现鼻流清涕或出血。治疗可取足太阳膀胱经的络脉从其本经所别出之处的络穴——飞扬穴。

8. 足少阳之络脉病候

《灵枢·经脉》："实则厥[1]；虚则痿躄[2]，坐不能起，取之所别也。"

【注释】

[1]实则厥：胆为阳腑，病实则胆火上炎，肝血被灼，风从

内生，风火相煽，并走于上，则发大厥。系指厥证也。

[2]痿躄：两足痿软无力，不能行走也。

【译文】

足少阳之络脉发生病变，实证可发为厥证；虚证则出现两腿痿软无力，以至坐而不能站起。治疗可取足少阳胆经的络脉从其本经所别出之处的络穴——光明穴。

9.足阳明之络脉病候

《灵枢·经脉》："其病气逆则喉痹瘁喑[1]，实则癫狂；虚则足不收，胫枯，取之所别也。"

【注释】

[1]瘁喑：突然说不出话来（失音）。

【译文】

足阳明之络脉发生病变，病气上逆可出现咽喉肿痛不通，喑哑不能说话。实证表现为狂躁不安；虚证则出现足部弛缓不收，小腿肌肉消瘦干枯。治疗可取足阳明胃经的络脉从其本经所别出之处的络穴——丰隆穴。

10.足太阴之络脉病候

《灵枢·经脉》："厥气上逆则霍乱[1]，实则肠中切痛[2]；虚则膨胀。取之所别也。"

【注释】

[1]霍乱：病名，指上吐下泻的证候。相当于现今的急性胃肠炎。

[2]切痛：如刀割样疼痛。

【译文】

足太阴之络脉发生病变，病气上逆则会出现上吐下泻的霍乱证，实证表现为腹痛如刀割；虚证则出现腹胀如鼓。治疗可取足太阴脾经的络脉从其本经所别出之处的络穴——公孙穴。

11. 足少阴之络脉病候

《灵枢·经脉》："其病气逆则烦闷，实则闭癃[1]，虚则腰痛，取之所别也。"

【注释】

[1]闭癃：指二便不通。

【译文】

足少阴之络脉发生病变，病气上逆可出现心胸烦闷的感觉。实证表现为二便不通；虚证可见腰痛。治疗可取足少阴肾经的络脉从其本经所别出之处的络穴——大钟穴。

12. 足厥阴之络脉病候

《灵枢·经脉》："其病气逆则睾肿卒疝[1]，实则挺长[2]，虚则暴痒，取之所别也。"

【注释】

[1]睾肿卒疝：睾丸肿大突然发生疝症。

[2]挺长：即勃起的阴茎。

【译文】

足厥阴之络脉发生病变，病气上逆可表现为睾丸肿大，突然出现疝证；实证表现为阳强不倒，虚证可出现局部奇痒。治疗可取足厥阴肝经的络脉从其本经所别出之处的络穴——蠡沟穴。

13. 任脉之络脉病候

《灵枢·经脉》："实则腹皮痛，虚则瘙痒，取之所别也。"

【译文】

任脉之络脉发生病变，实证表现为腹部皮肤疼痛；虚证则腹部皮肤感觉瘙痒。治疗可取任脉的络脉从其本经所别出之处的络穴——鸠尾穴。

14.督脉之络病候

《灵枢·经脉》:"实则脊强,虚则头重,高摇之[1],夹脊之过者,取之所别也。"

【注释】

[1]高摇之:头重头迷,走路摇晃不稳状。

【译文】

督脉之络脉发生病变,实证表现为脊柱强硬;虚证可见头重头迷,走路摇晃不稳。这些症状都是由本条络脉之夹行于脊柱两侧的部分发生病变引起的。治疗可取督脉的络脉从其本经所别出之处的络穴——长强穴。

15.脾之大络病候

《灵枢·经脉》:"实则身尽痛,虚则百节尽皆纵。此脉若罗络之血者。皆取之脾之大络脉也。"

【译文】

脾之大络发生病变,实证表现为周身尽痛;虚证则出现周身关节弛缓无力。此外,发生病变时,还会使大包穴附近出现网络状的血色斑纹。治疗可取脾之大络的络穴——大包穴。

附:

胃之大络——虚里

《素问·平人气象论》:"胃之大络,名曰虚里。贯膈络肺,出于左乳下,其动应衣,脉宗气也。盛喘数绝者[1],则病在中;结而横[2],是积[3]矣,绝不至,日死。乳之下,其动应衣,宗气泄也"

【注释】

[1]盛喘数绝者:张景岳:"若虚里动甚而为喘,或数急而间

断绝者，由中气不守而然，故曰病在中。"与现代描写某些严重心脏病的临床表现相似。

[2] 结而横：指虚里脉发生结代——心律不齐。

[3] 是积：指患积病之意。

【译文】

胃经的大络，名曰虚里。其络从胃贯膈而上络于肺，其脉出现于左乳下，搏动时手可以感觉得到，这是积于胸中的宗气鼓舞其脉跳动的结果。如果虚里脉搏动急数而兼有短时中断之象，这是中气不守的现象，是病在膻中的征候；如脉来迟而有歇止，兼见长而坚位置横移的有积滞；如脉断绝而不至，主死。如果虚里跳动甚剧而外见于衣，这是宗气失藏而外泄的表现。

（四）十二经筋病候

经筋与筋肉、关节等运动系统有着密切关系，所以经筋的病候多表现为肌肉、关节等方面的病变，如肌肉、筋脉的拘挛、弛缓、强直等。在治疗上，主要通过针刺十二经筋来改变机体的缓急失调状态，如足外翻可增用阴经俞穴等。在针刺方法上有"分刺"（刺肌肉）、"恢刺"（刺肌腱）、"关刺"（刺关节、肌腱等）之分。另外，对"筋痹"常以阿是穴治之。需要注意的是，临床治疗上述经筋病候，仍需结合十二经进行辨证论治。

1. 足太阳经筋病候

《灵枢·经筋》："其病小指支[1]跟肿痛，腘挛，脊反折，项筋急，肩不举，腋支缺盆中纽痛，不可左右摇……名曰仲春痹也。"

【注释】

[1] 支：即牵引、掣引的意思。

【译文】

足太阳经筋发生病变时，表现为足小趾牵引足跟部肿而疼痛，膝腘部拘挛，脊柱反张，后颈部肌肉拘急，肩部不能上举，腋窝掣引到缺盆像扭折一样疼痛，以致左右不能摇动……此称为仲春痹。

2. 足少阳经筋病候

《灵枢·经筋》："其病小指次指支转筋，引膝外转筋，膝不可屈伸，腘筋急，前引髀，后引尻，即上乘䏚，季肋痛，上引缺盆、膺乳、颈；维筋急，从左之右，右目不开，上过右角，并跷脉而行，左络于右，故伤左角，右足不用，命曰维筋相交……名曰孟春痹也。"

【译文】

足少阳经筋发生病变时，表现为足第四趾抽筋，牵掣膝外侧转筋，膝关节不能屈伸，腘窝部的筋拘急，向前牵掣着大腿，向后牵引着骶骨尾骨两侧，向上牵掣着季肋疼痛，再向上牵引着缺盆部，胸乳颈部的筋脉发生拘急。如果左侧向右侧所联系的筋拘急时，则右眼不能睁开，本筋上过右头角，与阳跷脉同行，左右相互交叉，所以左头角受伤，右足就不会运动。这种现象叫"维筋相交"……此称为孟春痹。

3. 足阳明经筋病候

《灵枢·经筋》："其病足中指支胫转筋，脚跳坚[1]，伏兔转筋，髀前肿，㿉疝，腹筋急，引缺盆及颊，卒口僻[2]，急者目不合，热则筋纵，目不开。颊筋有寒，则急引颊移口；有热则筋弛纵缓，不胜收故僻也……名曰季春痹也。"

【注释】

[1] 脚跳坚：指足部的筋肉跳动而坚硬状。

［2］僻：口角喎斜。

【译文】

足阳明经筋发生病变时，表现为足中趾牵引小腿外侧抽筋，足跳动拘急而坚硬。大腿前而转筋及肿胀，疝气，腹部之筋拘急，会牵引至缺盆及颊部。若颊部肌肉突然受累，则会猝然发生口角喎斜。若眼部之筋拘急，则目不合，受热邪则筋肉弛缓，眼睁不开。如颊部之筋感受寒邪，则牵引颊部，使口角移动；如感受热邪，则筋肉松弛无力，弛缓而不能收缩，而发生嘴眼喎斜的病证……此称为季春痹。

4. 足太阴经筋病候

《灵枢·经筋》："其病足大指之内踝痛，转筋痛，膝内辅骨痛，阴股引髀而痛，阴器纽痛，上引脐[1]，两胁痛，引膺中脊内痛……命曰孟秋痹也。"

【注释】

［1］上引脐：《灵枢》原文"下引脐"，《太素》改为"上引脐"。

【译文】

足太阴经筋发生病变时，表现为足大趾牵引内踝作痛，呈转筋样痛，并牵引膝关节内侧痛，大腿内侧牵引髀部疼痛，外生殖器扭转样疼痛，并向上牵引脐及两胁部作痛，亦可引至前胸及脊骨内作痛……此称为孟秋痹。

5. 足少阴经筋病候

《灵枢·经筋》："其病足下转筋，及所过而结者皆痛及转筋。病在此者，主痫瘛[1]及痉[2]，在外者[3]不能俯；在内者[4]不能仰。故阳病者腰反折不能俯，阴病者不能仰……名曰仲秋痹也。"

【注释】

[1] 瘛：筋急拘挛之意。

[2] 疭：指热病过程中所发生的角弓反张、口噤不开等症。

[3] 在外者：指背部。

[4] 在内者：指腹部。

【译文】

足少阴经筋发生病变时，表现为足底部抽筋及经筋循行所过而结聚的部位皆疼痛而抽筋。本经经筋的主要病候还表现为癫痫抽搐。背部经筋有病，则身体不能前俯。腹部经筋有病，则身体不能后仰。故阳病者，腰反折而不能前俯，阴病者身体不能后仰……此称为仲秋痹。

6. 足厥阴经筋病候

《灵枢·经筋》："其病足大趾支内踝之前痛，内辅痛，阴股痛转筋，阴器不用，伤于内则不起[1]，伤于寒则阴缩入，伤于热则纵挺[2]不收……命曰季秋痹也。"

【注释】

[1] 不起：阳痿不举之意。

[2] 纵挺不收：阴茎纵缓而不用。

【译文】

足厥阴经筋发生病变时，表现为足大趾牵引足内踝前作痛，膝关节内侧疼痛，大腿内侧痛而抽筋，生殖器不能用。如果为内伤，则阳痿不举；如伤于寒则阴器缩入；伤于热，则阴茎缓而不用……此称为季秋痹。

7. 手太阳经筋病候

《灵枢·经筋》："其病小指支肘内锐骨后廉痛，循臂阴，入腋下，腋下痛，腋后廉痛，绕肩胛引颈而痛，应耳中鸣[1]，痛引

领，目瞑[2]，良久乃得视，颈筋急，则为筋瘘、颈肿……名曰仲
夏痹也。"

【注释】

［1］应耳中鸣：反应于耳中出现耳鸣。

［2］目瞑：这里形容眼睛突然看不见东西，像闭目一样。

【译文】

手太阳经筋发生病变时，表现为手小指牵掣肘关节后缘疼痛，
并沿上臂内侧一直到腋窝，且影响腋下及腋后缘疼痛，围绕肩胛
骨牵引颈部疼痛，影响耳则耳鸣、疼痛。疼痛牵引至下颌，则会
突然黑蒙，过一会儿才能看见东西。如果颈部之筋拘急，还可发
生瘰疬与瘘管……此称为仲夏痹。

8. 手少阳经筋病候

《灵枢·经筋》："其病当所过者即支转筋，舌卷……名曰季夏
痹也。"

【译文】

手少阳经筋发生病变时，表现为经筋所过之处可出现抽掣转
筋，舌向后卷曲……此称为季夏痹。

9. 手阳明经筋病候

《灵枢·经筋》："其病当所过者支痛及转筋，肩不举，颈不可
左右视……名曰孟夏痹。"

【译文】

手阳明经筋发生病变时，表现为经筋所分布的区域皆可有牵
掣痛及抽筋，肩不能举，颈部左右活动受限，看东西困难……此
称为孟夏痹。

10. 手太阴经筋病候

《灵枢·经筋》："其病当所过者支转筋痛，甚成息贲，胁急吐

血……名曰仲冬痹也。"

【译文】

手太阴经筋发生病变时，表现为经筋所过之处的筋肉挚引转筋而疼痛，严重者可成息贲，胁部拘急，以致吐血……此称为仲冬痹。

11. 手厥阴经筋病候

《灵枢·经筋》："其病所当过者支转筋，前及胸痛，息贲……名曰孟冬痹。"

【译文】

手厥阴经筋发生病变时，表现为经筋所过部位可牵挚转筋，向前牵引胸部而疼痛，形成息贲症……此称为孟冬痹。

12. 手少阴经筋病候

《灵枢·经筋》："其病内急，心承[1]伏梁[2]，下为肘网[3]。当所过者支转筋，筋痛……其成伏梁唾脓血者，死不治……名曰季冬痹也。"

【注释】

[1] 承：张景岳："承、承于下也。"即由下向上的意思。

[2] 伏梁：病名，五积之一。心之积曰伏梁，指心下至脐部周围有包块或气块的病证。

[3] 肘网：张景岳："网为罗网之拘急也。"肘网是形成肘部像罗网一样拘急。

【译文】

手少阴经筋发生病变时，表现为体内之筋拘急，坚伏的包块起于心下而成伏梁，还可见经筋循行的各个部位引挚抽搐而疼痛……若发伏梁，出现咳唾脓血者，为不治之症……此称之为季冬痹。

经络的应用

一、经络学说是中医理论的重要组成部分

经络学说是中医理论体系的重要组成部分，它贯穿于生理、病理及疾病诊断、治疗的各个方面。经络学说不仅阐明了中医学对人体各系统结构间的关系，还论述了其主要生理作用，是人体生命活动的物质基础，具有联系内外、运行气血、营养代谢等维持生命活动的基础作用。一旦这种结构发生变化或生理作用失调，则会产生病理反应。人们根据多种多样的反应来诊断疾病。经络诊断学的建立，是辨证施治形成的基础。如伤寒六经辨证与卫气营血辨证，就是在此基础上发展起来的。脉学的形成起源于经络学，又是在经络学的基础上发展与完善的。

在治疗上，无论用药、针灸、按摩、气功等方法，都离不开经络学说的指导。分经辨证、循行取穴是针灸治疗学的重要原则，而针灸治疗的腧穴又是经气输注出入的地方，所以，无论是辨证施治、处方配穴还是疗法选择都不能离开经络学说的指导。正如《灵枢·刺节真邪》所云："用针者必先察其经络之虚实，切而循之，按而弹之，视其应动者，乃后取之而下之。"若没有经络学说，针灸治疗的现象就难以理解了。药物治疗也是如此。药物也是通过归经作用而产生效果的，如麻黄入肺、膀胱二经，能够解表，发汗，止咳，定喘，利尿；白芷入胃经，能够治疗阳明头痛等诸症。除此之外，在妇科、外科等其他各科，经络学说也同样有着重要的应用价值。

二、经络在临床上的应用

经络在临床上的应用，主要是根据经络与所属脏腑所反映的病候做出诊断，并通过经络上的腧穴进行治疗。由于经络系统网罗周身的组织和脏器，因此对人体生理功能与病理变化、临床诊断与治疗有着十分重要的作用。喻嘉言《医门法律》中说："不明脏腑经络，开口动手便错。"这说明经络在临床应用方面具有重要意义。

（一）经络在反映人体病理变化方面的应用

经络是人体通达内外的一个联络系统，在患病时也是病邪传变的途径，因此具有反映病候的特点。由于经络有一定的分布部位，根据病变的反应部位，即可知其病在何经；又因每条经络都与相应的脏腑有联系，故而根据经络循路线上某一部位的特殊感觉，即可测知某一脏腑的病变。在经络循行路线上或经气聚结的某些穴位上出现压痛或异常现象，如"结节""条索状物"等，都可以帮助诊断。如阑尾炎常在上巨虚穴有压痛，肝病常在肝俞穴有结节或其他阳性反应物。又如头痛一症，前额痛与阳明经有关、两侧痛与少阳经有关、后枕痛与太阳经有关、颠顶痛与厥阴经有关等。现在临床上还有用经络测定仪测定一些特定腧穴的皮肤电阻变化，以发现病变经络和病变脏腑。

（二）经络在疾病诊断方面的应用

《灵枢·九针十二原》云："凡将用针，必先诊脉，视气之剧易，乃可以治也。"说明治疗之前，必须先有正确的诊断。诊断的方法包括望、闻、问、切四诊，而针灸临证则突出对经络、穴位的诊断。通过各种观察和触按等方法，一方面可确定病痛的部位，另一方面，从体表的异常现象可推断有关经络、脏腑的病变，从而为针灸治疗提供依据。

1．望诊

望诊在疾病的诊断上具有重要地位。望诊的主要内容是观察病体外部的神、色、形、态，以推断疾病的变化。健康人的神、色、形、态应该是目光有神、面色红润、体形端正、步态稳定、声音清亮，一旦反常，便说明有不健康的因素存在。另外，人体外部与脏腑、经络及穴位有着密切的关系，特别是肌肤与脏腑、经络、穴位的关系更为密切。因此，通过对外部观察也有助于诊断。

《灵枢·邪气脏腑病形》说："见其色，知其病，命曰明。"望色理论与经络的分布密切相关，患者内脏器官的某些病变可以通过经络反映在皮肤上，表现为颜色异常。《灵枢·五阅五使》说："肝病者，眦青；脾病者，唇黄；心病者，舌卷短，颧赤；肾病者，颧与颜黑。"《灵枢·经脉》说："凡诊络脉，脉色青则寒且痛；赤则有热。胃中寒者，手鱼之络多青矣；胃中有热，鱼际络赤，其暴黑者，留久痹也；其有赤、有黑、有青者，寒热气也；其青短者，少气也。"这些论述都说明经络分布与望色诊断有重要关系。

在望诊中前人还注重头面部，特别以面部为主。《灵枢·邪气脏腑病形》指出："十二经脉，三百六十五络，其气血皆上于面而走空窍。"这是头面诊断的重要理论根据。如《灵枢·五色》云："青黑为痛，黄赤为热，白为寒。"又如《素问·痿论》云："肺热者色白而毛败；心热者色赤而络脉溢；肝热者色苍而爪枯；脾热者色黄而肉蠕动；肾热者色黑而齿槁。"这是通过面部出现的五色变化来推断脏腑经络病变的视诊法。

总之，望诊中要注意观察全身的经络穴位，尤其是头面五官的颜色、光泽、形态变化，如皮肤中红丝与青络、纹理与皱襞、隆起与凹陷，以及颜色的改变、光泽的明晦、色素沉着和痣、疹、疣的集散部位等。因为经络穴位的视诊不仅反映人体外部的异常，更重要的是可以诊断人体内部的病变，从而为针灸辨证治疗、预防疾病提供根据。

2. 脉诊

脉诊中切脉的部位与经络的分布亦有密切联系。《素问·三部九候论》详述了诊脉部位："上部天，两额之动脉（额厌穴为足少阳胆经脉气所行之处）；上部地，两颊之动脉（大迎穴为足阳明胃经脉气所行之处）；上部人，耳前之动脉（耳和髎穴为手少阳三焦经脉气所行之处）。中部天，手太阴也（太渊穴、经渠穴为肺经脉气所行之处）；中部地，手阳明也（阳溪穴、合谷穴为大肠经脉气所行之处）；中部人，手少阴也（阴郄穴、神门穴为心经脉气所行之处）。下部天，足厥阴也（足五里、太冲穴为肝经脉气所行之处）；下部地，足少阴也（太溪穴为肾经脉气所行之处）；下部人，足太阴也（冲门、箕门穴为脾经脉气所行之处）。"这是原始的三部九候诊脉法。

《伤寒论》则提出"人迎"（足阳明经所过）、"寸口"（手太阴经所过）、"趺阳"（足阳明经所过）的上、中、下三部合参诊脉法。

现代常用的诊脉独取寸口的方法亦始见于《黄帝内经》。《素问·五脏别论》云："胃者水谷之海，六腑之大源也。五味入口，藏于胃以养五脏气。气口亦太阴也，是以五脏六腑之气味，皆出于胃，变见于气口。故五气入鼻，藏于心肺，心肺有病，而鼻为之不利也。"《素问·经脉别论》云："气口成寸，以决死生。"

上述三部九候、三部合参及独取寸口等方法虽有不同，但所切按的部位均为经脉上的动脉应手处，由此可见脉诊与经络的循行分布有重要关系。

3. 按诊

临床诊断除根据患者自觉症状与望诊、脉诊所搜集的材料外，还可以根据经络的循行流注规律，按压体表的某些特定部位，以其是否有压痛，或是否有阳性反应物（结节、条索状物）来诊断与本经相关的内脏疾病。《灵枢·官能》说："察其所痛，左右上下，知其寒温，何经所在。"《灵枢·刺节真邪》说："用针者，必先察其经络之实虚，切而循之，按而弹之，视其动应者，乃后取之而下之。"说明按压诊察在临床上是有重要意义的。《灵枢·九针十二原》云："五脏有疾，当取之十二原。十二原者，五脏之所以禀三百六十五节气味也。五脏有疾也，应出十二原。十二原各有所出。明知其原，睹其应，而知五脏之害矣。"更进一步说明按压诊察的应用。现代临床普遍采用按压背俞穴、募穴、郄穴、络穴、原穴等特定穴有无阳性反应，或按压经络循行路线上有无阳性反应的方法，以推断病属何经、病位所在及疾病的性质，以助于明确诊断，决定治疗方针。因此，经络与按压诊察有着密切的关系。

腰背部按诊是临床应用较多的检查诊断方法。具体操作是以拇指紧贴于脊柱棘突的左侧或右侧，施以适当压力，或用拇指、食指轻轻撮捏或稍用力按压揉动，以探察浅层和深层的异常情况。一般从下向上推寻，先由胸椎 12 向胸上部推压，再由骶椎向腰椎上部推压。

脊柱常见的异常表现是，某一棘突较为凸出、周围组织紧张，或某一棘突明显凹陷、周围组织松弛，这些表现往往多伴有局部压痛或酸胀等异常感觉。此外，上下邻近的棘突之间距离有改变、脊柱有偏斜或两侧紧张度不一致、脊柱两旁有阳性反应物，即皮下能触及结节、硬块，或局部皮肤松弛，或皮肤温度有改变等，均属异常表现。注意检查时用力要均匀，并注意左右对比。

根据出现异常情况的部位所在，在排除局部病变之后，可以推断有关脏腑的疾病。例如，胸椎 1～3 可反映心脏疾患；胸椎 1～4 可反映上肢疾患；胸椎 2～5 可反映肺与支气管疾患；胸椎 5～8 可反映胃与十二指肠疾患；胸椎 8～10 可反映肝、胆、胰疾患；胸椎 10～12 可反映胃肠疾患；胸椎 12～腰椎 2 可反映肾、泌尿系统疾患；骶椎部可反映生殖器疾患。

四肢部穴位的按诊以郄穴为主。按压某些穴位，对诊断相应脏腑及其系统的疾患有一定的诊断价值。例如，按压孔最可诊断肺及呼吸道疾患；按压郄门、阴郄穴可诊断心脏疾患；按压地机穴可诊断脾胃系统疾患；按压温溜穴可诊断大肠、肛门部疾患；按压会宗穴可诊断水液代谢系统疾患；按压养老穴可诊断小肠、十二指肠疾患等。

4. 经络腧穴电测定法

近代医学家通过对皮肤电现象的研究发现，穴位部的皮肤电阻一般较低。利用经穴测定仪可测定穴位的电阻值，分析各经脉代表性穴位电阻值的高低，从而推断各经气血的盛衰情况。代表性穴位一般采用原穴，此外为井穴、郄穴或背俞穴等。皮肤电测定法还可用于耳穴的探查。测定时记录好左右两侧的读数，分析差数的大小，以此作为综合诊断的参考。

（1）高数和最高数

高数的标准是出现比其他经脉测定的数字高出 1/3 以上者（注

意，有时高数虽未超过 1/3，但并不能判断人体没有问题，要根据具体情况决定）。如果出现几个高数，可在高数中选出最高数，高数多表示病情属实。

（2）低数和最低数

低数的标准是出现比其他经脉测定的数字低出 1/3 以上者，如果出现了几个低数，可在低数中选出最低数，低数多表示病情属虚。

（3）左右差数

左右差数即指同一经脉左右的差数。如左右数字相差 1 倍以上，即表示该经有病变。这种差数有时也用于没有高数和低数的情况下辅助诊断。

通过上述观察分析，查得患者某一经或数经有病变后，仍应参合中医四诊和西医学的诊察结果进行综合处理，这样才能得出较为正确的结论。

使用电测定法要注意以下事项。

①测定前，被测者要安静休息 30～60 分钟。若在运动或走远路后，需延长休息时间。如果有条件，最好在清晨起床后测定，以减少干扰测定的因素。

②室内要保持安静和适宜的温度。

③被测者的皮肤尽可能保持干燥。

④测定时，先不要接触被测者的皮肤和电极的金属部分，电流应由小到大，防止突然过大。

⑤测定时，除注意使电极接触多个皮肤测定点的时间一致外，每次接触皮肤测定点的压力也要一致，否则会影响测定结果。

⑥测定经穴时要避免电极过多地摩擦穴位。

⑦测定后应关闭开关，同时必须将电极插头立即拔下，并妥

善保存，勿放置在潮湿的地方。

5．知热感度测定法

知热感度测定法也是根据经络理论创造的一种诊断方法。方法是点燃线香后烘烤十二经井穴或背俞穴，测定其对热感的灵敏度，并比较左右的差别，进而分析各经的虚实情况。测定方法如下。

（1）热源及对热源的要求

测定使用的热源，一般采用特制的线香，也可用其他电热器。要求热度稳定，不要忽高忽低。

（2）测定的部位

患者先露出手足，天冷时需待手足温暖后再进行测定。十二经井穴一般位于手指（趾）甲角的内外侧，但足少阴经涌泉不便测定，可改测小趾甲角的内侧，即"内至阴"穴。

（3）操作步骤及要求

线香燃着后点触各经井穴，一上一下，速度要匀，每一上下约1/2秒，要准确计数。若患者感到烫即停止，此时的计数为该穴知热感度，或以热源熏烤井穴，保持一定的距离，不进行上下移动，以患者感到烫时的时间（秒）计数为该穴的知热感度。

（4）注意事项

同一经一左一右的井穴，应按先手后足的次序依次测定。井穴不便测定时，可改测背俞穴。如因火星误烫或其他情况而中止时，应间隔一段时间后再测定。

根据左右两侧测定的知热感度参数，分析各经虚实。数字多者一般为虚证，数字少者一般为实证。如两侧均高或两侧均低，则为左右经俱虚或俱实。测定后，根据患者不同经脉的虚实情况，对与该经有关的腧穴或背俞穴施行针灸治疗，予以调整。

（三）经络在临床治疗中的应用

经络学说广泛地应用于临床各科，尤其在针灸治疗上具有指导意义。

1. 指导辨证施治

疾病的发生和传变与经络系统密切相关，经络学说在疾病诊断和治疗方面有着重要意义，运用经络学说相关理论，根据对患者的症状体征进行综合分析判断的辨证方法即为经络辨证。经络辨证主要包括以下两个方面。

一是经络定位诊断法，是指根据疾病发生的部位与经络循行分布的关系，辨别病在何经、何络、何筋的方法，正如《灵枢·官能》所载："察其所痛，左右上下，知其寒温，何经所在。"这也是循经选穴配方的依据。

二是经络脏腑证候辨证法，在临床治疗中，必须把脏腑与经络密切联系起来进行全面分析，这样才能把握机体的生理、病理变化，从而正确地辨证施治。十二经联属五脏六腑，奇经八脉联属奇恒之腑，外邪可由体表经络传入体内脏腑，内脏的病变也会循经络通路反映到体表，而这成为经络脏腑辨证与各经腧穴治病的依据。治疗过程中，内脏病证可"内病外治"，在体表进行针灸或推拿；体表的病证可通过治疗内脏器官而予以祛除。可以说，经络辨证方法是中医学辨证施治原则的重要组成部分。

《灵枢·经脉》将不同证候按十二经脉系统予以分类，成为历代临床辨证归经的依据。

（1）手太阴肺经主病的症状

手太阴肺经若受到致病因素刺激而发生病变，可出现肺胀满、气喘吁吁、咳嗽、缺盆部疼痛等症，甚则两手交叉于胸前、胸中闷乱、眼睛模糊，成为本经经气自臂上逆的臂厥。

若本经生理功能失调而发生病变，可出现咳嗽、气逆，甚则气喘而渴；胸部满闷、心烦不安，进而波及整条经脉，出现上臂内侧疼痛或厥冷及掌中灼热等现象。

邪气过亢的实证，有肩背疼痛、受风寒外感而自汗出的中风及小便频数或尿量减少等症；经气不足的虚证，则会出现肩背疼痛而怕冷、气短少气、小便颜色改变。

（2）手阳明大肠经主病的症状

手阳明大肠经若受到致病因素刺激而发生病变，可出现齿痛、颈肿；若本经生理功能失常而发生病变，则可出现巩膜黄染、口干、鼻流清涕或出血、咽喉肿痛音哑，进而波及整条经脉出现肩前与内作痛、大指与食指冷痛或有迟钝麻痹感觉，甚则不能随意活动。

邪气过亢的实证，则本经经脉所过之处可发生热肿现象；经气不足的虚证，常见发冷战栗、久不复温。

（3）足阳明胃经主病的症状

足阳明胃经若受到致病因素刺激而发生病变，可出现阵阵寒战、呻吟呵欠、面额黑暗，严重的会出现怕人怕火表现，听到击木的声音会突然惊恐、心跳不安，喜欢关门闭户独处。更严重者，可出现登高上屋、高声喝骂、弃衣而走，或腹气上逆、响若雷鸣，成为邪气自腿下而上逆的骭厥。

若本经生理功能失常而发生病变，可出现高热如狂的痓病或温病，以及自汗出、鼻流清涕或出血、口角㖞斜、唇生干疮、喉颈肿痛、腹大水肿，进而波及整条经脉出现膝膑肿痛，甚则中趾感觉迟钝、麻木而不能随意活动。

邪气过亢的实证，则面、胸、腹部皆发热；经气不足的虚证，则面、胸、腹部皆寒冷，甚至全身。胃热有余，则食欲过亢、消谷善饥、小便色黄；胃中有寒，可致胃胀满等。

（4）足太阴脾经主病的症状

足太阴脾经若受到致病因素刺激而发生病变，可出现全身沉重、舌根强直、食入则呕、胃脘疼痛、腹部胀满、嗳气频频等症，大便或矢气后会有暂时轻快的感觉。

若本经生理功能失常而发生病变者，可出现舌根痛、身体不能转侧、饮食不下、心烦、胃脘拘急而痛、大便稀溏、腹中有瘕块而下痢、小便闭、黄疸、站立困难、腿膝内侧肿胀或厥冷，甚则足大趾迟钝麻痹而不能随意活动。

（5）手少阴心经主病的症状

手少阴心经若受到致病因素刺激而发生病变，可出现咽喉及食道上部干燥、胁痛、口渴欲饮，或发生本经经气自下上逆的臂厥。

若本经生理功能失常而发生病变，可出现心痛、目黄，进而波及整条经脉，出现臂内侧后缘疼痛或厥冷及掌心热痛等症。

（6）手太阳小肠经主病的症状

手太阳小肠经若受到致病因素刺激而发生病变，可出现喉肿、下颌肿、头不能回顾、肩关节痛如拔扯，上臂痛似折伤。

若本经生理功能失常而发生病变，可出现耳聋、目黄、颊肿，进而波及整条经脉，出现颈、下颌、肩、上臂、肘、前臂的外侧边缘疼痛。

（7）足太阳膀胱经主病的症状

足太阳膀胱经若受到致病因素刺激而发生病变，可出现气上冲而头痛、目痛欲脱、项痛如拔、背痛拘紧、腰痛如折、大腿不能屈曲、膝弯如结难以伸展、小腿后侧痛如撕裂，这是本经经气向上厥逆所致的病变。

若本经生理功能失常而发生病变，可出现痔疮、疟疾、癫狂、癫痫、前头部和颈部疼痛、目黄泪出、鼻流清涕或衄血，进而波及整条经脉，以致项、背、腰、骶、膝、小腿、脚以及沿本经所过的部位发生疼痛，甚则足小趾麻痹迟钝而不能随意活动。

（8）足少阴肾经主病的症状

足少阴肾经若受到致病因素刺激而发生病变，可出现饥不欲食、面色枯暗、咳唾带血、气喘吁吁、不得平卧、坐立不安、眼睛模糊、心虚悸动、时觉恐惧，这是本经经气从骨上逆所致的骨厥。

若本经生理功能失常而发生病变，可出现口焦、舌干、咽部肿、气上逆、喉咙发干而痛、嗜卧，甚则下肢痿废、厥冷、脚心热痛。

（9）手厥阴心包经主病的症状

手厥阴心包经若受到致病因素刺激而发生病变，可出现手心灼热、臂肘痉挛拘急及腋肿等症状，甚则胸胁胀满、悸动不安、面赤目黄，或无故喜笑不休。

若本经生理功能失常而发生病变，可出现心动悸、心烦、心痛、胸胁胀闷、面赤、喜笑无常、经脉所过不利等。

（10）手少阳三焦经主病的症状

手少阳三焦经若受到致病因素刺激而发生病变，可出现耳聋、耳鸣、咽喉肿痛等症。

若本经生理功能失常而发生病变，可出现自汗、眼外角痛、颊肿，耳后、肩肘上下以及臂外侧痛，甚则无名指与小指麻痹迟钝而不能随意活动。

（11）足少阳胆经主病的症状

足少阳胆经若受到致病因素刺激而发生病变，可出现口苦、时时叹息、胸胁痛不能转侧，甚则面部如蒙尘灰、肌肤干燥无泽，或下肢外侧发热，成为本经经气上逆的阳厥。

若本经生理功能失常而发生病变，可出现头痛、下颌肿、眼外角痛、缺盆肿、腋下肿以及马刀侠瘿、自汗出、振振寒栗、疟疾，进而波及整条经脉，以致胸胁直至大腿外侧、髀膝踝等各关节疼痛，或见足次趾、小趾麻痹迟钝而不能随意活动。

（12）足厥阴肝经主病的症状

足厥阴肝经若受到致病因素刺激而发生病变，可出现腰痛不能前后俯仰、男子疝气、妇女少腹肿等症，甚则喉头干燥、面如蒙灰而失去正常的色泽。

若本经生理功能失常而发生病变，可出现胸中满闷、呕吐气逆、泄泻完谷、狐疝、遗尿或小便不通等症。

2．指导辨经选穴

（1）腧穴与经络的关系

《素问·调经论》云："夫十二经脉者，皆络三百六十五节。节有病，必被经脉，经脉之病，皆有虚实。"

针灸治病的腧穴，是十二经脉及五脏六腑经气转输的地方。经络与腧穴之间有着不可分割的关系，针灸治疗的目的就是通过针刺或艾灸腧穴而调节经络脏腑之气，使阴阳恢复平衡。

（2）穴位的选择（取穴原则与方法）

针灸治病的疗效主要取决于穴位的选择，其次是治疗疗法与刺激时机，所以说配穴很重要。围绕脏腑经络进行辨证，可以有的放矢地指导选穴。正如《灵枢·终始》所云："病在上者，下取之；病在下者，高取之；病在头者，取之于足；病在腰者，取之于腘。"《肘后歌》载："头面之疾针至阴，脚腿有疾风府寻。"

①循本经选穴法：包括循本经首尾取穴法、循本经上病取下法（即上病取下）和循本经下病取上法（即下病上取）。如肩痛、肩前臑痛、大指次指痛不用，属手阳明肩痛，可应用循本经首尾取穴法，取迎香穴、合谷穴；循本经上病取下法，取合谷穴；循本经下病取上法，取迎香穴。

②循表里经选穴法：包括循表里经首尾取穴法、循表里经上病取下法和循表里经下病取上法。如臑臂前廉痛厥、掌中热，属手太阴肩痛，可采用首尾循表里经取穴法，取鱼际穴、迎香穴；循表里经上病取下法，取鱼际穴；循表里经下病取上法，取迎香穴。

③循多经选穴法：包括循多经首尾取穴法、循多经上病取下法和循多经下病取上法。如膝关节疼痛（含骨关节炎、滑膜炎、风湿性关节炎、关节外伤等，不包括骨折和不适宜运动的关节病），可应用循多经首尾取穴法，取四白穴、瞳子髎穴、攒竹穴（足阳明胃经、足少阳胆经、足太阳膀胱经）、内庭穴、丘墟穴、昆仑穴（与上述三经对应）；循多经下病取上法，取四白穴、攒竹穴、瞳子髎穴；循多经上病取下法，取内庭穴、昆仑穴、太白穴、足临泣穴。

④循同名经选穴法：包括循同名经首尾取穴法、循同名经上病取卜法和循同名经卜病取上法。如腰痛，尤其是急性腰扭伤，属于足太阳膀胱经所过，可应用循同名经下病上取法，取双侧手太阳小肠经养老穴（足太阳与手太阳为同名经，其脉相通，同气相求）。如偏头痛，病位在头两侧，属于足少阳胆经所过，可应用同名经上病取下法，取足临泣穴、外关穴。二者一为足少阳胆经，一为手少阳三焦经，其脉相通，同气相求。如面痛，可采用循同

名经首尾取穴法，取足阳明胃经内庭穴与手阳明大肠经迎香穴。

3.指导刺灸方法的选用

《灵枢·经脉》云："盛则泻之，虚则补之，热则疾之，寒则留之，陷下则灸之，不盛不虚，以经取之。"针灸治疗的目的是实现以外治外、以外治内。不同的病位、不同的经络，选择的方法也不同。如根据皮部与经络脏腑的密切联系，可用皮肤针、皮内针治疗脏腑经脉的病证；经络闭阻、气血瘀滞，可以刺其络脉出血进行治疗，如目赤肿痛刺太阳穴出血、软组织挫伤在其损伤局部刺络拔罐等。

三、经络辨证的特点

1.疗效快

经络辨证真正体现了"劫病之功，莫捷于针灸"；"效之信，若风之吹云，明乎若见苍天"。尤其是治疗疼痛或因疼痛引起的各种功能障碍性疾病，经络辨证治疗有着立竿见影的效果，这在临床可谓百用百验。

2.经络辨证，取穴少而精

针刺是一种侵入性物理疗法，是把特殊制作的针灸针刺入穴位，根据穴位的位置和治疗疾病的要求，针刺的深浅度不一。但针刺的穴位必须产生"感觉"，专业术语称之为"得气"。此即患者感觉针下酸麻胀重，术者手下有沉紧滞涩，如"鱼之钓饵之沉浮"欲提不出、欲进不进之感。针刺入穴道，指切、舒张、提插，各种快速进针法均会产生不同程度的疼痛，所以取穴越少，给患者带来的痛苦越少，也符合《灵枢·官能》所论的"知其气所在，先得其道，稀而疏之"原则，其意就是诊断病在何经、何络、何脏、何腑，取穴要少而准。

3. 经络辨证选穴、配方具有可重复性

经络辨证治病，在相应的适应证内有非常良好和可靠的重复性。只要按照既定条件规范操作，都能获得同样的疗效。

4. 经络辨证选穴与配方证实了穴位作用的相对特异性

我们在临床上对很多病例进行了非循经选穴与循经选穴的对比观察，结果显示，采用经络辨证选穴的观察组，其即刻效应明显优于对照组，再次证实了穴位的相对特异性，对穴位作用的研究具有重要价值。

5. 经络辨证弥补了其他辨证方法的不足

例如，足痿不用（类似现代神经损伤的腓神经麻痹），表现为小腿以下肌肉萎缩、足不能伸屈甚至没有知觉，采用八纲辨证、脏腑辨证等方法难以予以恰当解释，而采用经络辨证，辨为足阳明胃经络脉为病，不仅辨证方法正确，符合疾病发生的特点，而且也为治疗提供了正确的方法。

临床上我们遇到多例腹皮痛、腹皮庠的患者，其中1位男性患者，下腹皮疼痛七八年，去过各地很多大医院都没有明确诊断，做过多项检查，没有发现任何阳性结果。有医生建议针灸治疗，结果针了半个月没见起色。又服了很多中药，疼痛不减。经人介绍前来就诊，详细询问病史后，做了相关检查，我们诊断为任脉络脉为病，实证腹皮痛，虚则腹皮痒。该患者乃任脉为病，而且是实证，故治疗选取络穴尾翳（即鸠尾穴），用泻法，配合宁神穴、百会穴（应用经颅针刺疗法），取久病伤神、神安痛减之意。患者治疗一次便未再来诊，后随访，患者说不痛了，就不用针了。

还有1例上臂前缘疼痛并伴食指痛伸屈不利的患者。内科诊为痹证，服了10多剂中药，症状不见减轻，故要求针灸治疗。我们检查后诊为手阳明大肠经病候，选取对侧的迎香穴，得气后用泻法，1 次而愈，未再复发。我们认为，所有疼痛均辨为痹证，并按痹证治疗，并不恰当。

还有 1 例年轻的男性患者，主诉右侧大腿腹股沟疼痛 3 个月，腰不敢伸直，直腰牵扯腹股沟疼痛，走路尚可。前医按痹证治疗，服了很多中药，并理疗、按摩、针灸治疗均未愈。前来诊治时，我们诊为足阳明胃经病（足阳明胃经经脉与支脉汇合于气街腹股沟）。按下病上取原则，选取四白穴，得气后用泻法，并配合久病伤神的调神益智法，取百会穴、宁神穴，用经颅针刺法。结果 1 次而愈。

对此我们认为，有些局部疼痛或局部功能障碍的患者，采用痹证或痿证辨证的思路应该有所改变，其直接关系到治疗手段和疾病预后。

典型案例举隅

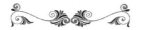

一、左足跟痛案

王某，男，45岁，医生，哈尔滨市人。2022年3月20日初诊。

主诉：左足跟疼痛两月余。

现病史：患者两个月前无明显诱因出现左侧足跟局部针刺样疼痛，呈持续性发作，伴活动不利、走路跛行，长时间走动、站立后疼痛加重明显，劳累后加重，无踝部肿胀、疼痛等症。在西医院诊断为"左足跟痛"，采用多项对症治疗（理疗、封闭等）无明显效果，为求中医治疗特来我院门诊就诊。

查体：足跟部无畸形、肿胀，足底外侧可触及硬茧，足跟骨内侧结节，足底腱膜中央部压痛。

刻下症：左足跟局部疼痛，内侧尤甚，呈持续性刺痛，站立时左前脚掌着地、足跟踮起，行走缓慢，跛行状，足底内侧皮肤颜色加深，精神欠佳，睡眠差，饮食正常。舌红、有瘀点，苔薄白，脉沉涩。

辅助检查：自备X线片示左脚未见明显骨折征。行左足跟正侧位平片示左侧跟骨骨质增生。

既往史：无。

诊断：西医诊断：左足跟痛。

中医诊断：足跟痹。

经络辨证：足少阴肾经络脉病候。

治疗原则：经络辨证，病在下者，高取之。

选穴配方：右神聪穴（相当于足运动感觉区）、攒竹穴（左侧）。

操作手法：右足运动感觉区应用"经颅针刺刺激疗法"，得气后捻转3～5分钟，左攒竹穴针刺得气后施以泻法。

疗效：首次治疗后，患者左足跟疼痛明显缓解，可正常行走，跺脚、用力踩地已无疼痛，即刻效应明显。连续治疗7天，患者足跟痛未再发作，睡眠可，精神状态佳，未述特殊不适。

评价：痊愈。

【按语】

足跟痛，最早以"脚跟颓"出现于《诸病源候论》。由于足少阴肾经经脉循行为"过内踝之后，别入跟中"，故属于足少阴经病证。其络脉从内踝后方的"大钟穴"别出，围绕足跟，选络穴大钟穴针之，即效。我们为什么没选大钟穴呢？因该穴位于内踝后方，针后只能躺在床上，需留针30分钟，出针后嘱患者下地行走，才能看出效果，不能观察即刻疗效，所以我们选择了循经取穴法。攒竹穴，为足太阳膀胱经腧穴，可行血气。《会元针灸学》与《针灸心悟》对攒竹穴进行了如下描述："攒竹者，诸阳之气攒聚于眉头。""能疏泄膀胱经之气。"《针灸甲乙经》云"攒竹者，足太阳脉气之所发"，且膀胱经经筋"循足外踝，结于踵"，可治疗"跟肿痛"。根据"上病下取，下病上取"的取穴原则，选取攒竹穴恰到好处。足运感区多用于治疗腰腿痛、麻木、瘫痪等症，其投影区相当于头皮上中央旁小叶的位置，而中央旁小叶为对侧小腿和足的运动区。针刺该穴可作用于大脑皮层中央旁小叶功能区，减轻下肢运动感觉障碍。施行快速而持续的捻转行针疗法，刺激大脑皮层中央旁小叶功能区，能抑制下行痛觉信号的传导，从而起到镇痛作用。中医学认为，脑为髓海、元神之府，行针期间嘱患者配合足部活动，亦可以神调气，气动则血行。诸穴合用，共奏疏经止痛之效。

附：足跟痛

足跟痛，又名脚跟痛、跟痛、跟垫痛、跟骨痛，并非一个独立的病名，而是足跟部周围疼痛性疾病的总称，临床以足跟跖面内侧痛为主。其特点是局部压痛、麻木疼痛、足跟肿胀、行走困难等，多见于40岁以上中老年人群。从解剖结构上看，足底的组成部分有跟骨、筋膜、跟腱、肌群、皮肤、神经、血管、跟下脂肪垫等，其中跟骨是人体负重的主要结构，当人正常站立时，足跟部负重约50%。为了吸收震荡和力量，足部形成了1个横弓、1个内纵弓、1个外纵弓，足弓就像弹簧，能缓解人在行走、跑动、跳跃时所产生的压力。足底筋膜呈三角形，后端狭窄，向前逐渐增宽分成五束，分别伸向1～5趾，足底筋膜可以维持足弓，起到拉杆的作用，有助于脚结构的稳定，但其容易因长期牵拉而退变。据统计，80%的足跟痛由足底筋膜炎引起。事实上，足跟痛就是足跟处的骨质、关节、筋膜、滑囊等发生病变引起的以疼痛为主要特点的一群证候的总称。

【临床分类】

1. 跖筋膜炎

跖筋膜炎是足跟痛最常见的原因之一，往往发生于长期站立或行走者，是长期、慢性、轻微外伤积累引起的病证，表现为筋膜纤维的断裂及其修复过程。跖筋膜炎引起的足跟痛可以自然痊愈。垫高足跟，减轻跟腱对跟骨的拉力，前足跖屈，缓解跖筋膜的张力都可使症状得到减轻。

2．足跟骨刺

跟骨退行性改变导致的骨质增生，即"骨刺"，也是导致足跟痛的常见原因之一。当"骨刺"长期存在，且长"骨刺"的跟骨长期负重或负重过大，引起局部充血和发生无菌性炎症时，刺激病变部神经，足跟便会出现疼痛。

3．跟垫痛

跟垫痛常发生于老年人。跟垫是跟骨下方由纤维组织间隔，以脂肪组织及弹力纤维形成的弹性衬垫。青年时期，跟垫弹力强，可以吸收振荡。老年时，跟垫弹力下降，跟骨在无衬垫的情况下承受体重，严重时可形成瘢痕及钙质沉积，引起足跟痛。

4．跟骨后滑囊炎

本病最易发生在跟腱与皮肤之间的滑囊，由不合适的高跟鞋摩擦损伤引起。滑囊壁可变肥厚，囊内充满滑液，局部肿胀，并有压痛。

5．跟骨骨突炎

本病常发生于 8～12 岁的男孩，病变与小腿胫骨结节骨突炎相似，是在发育过程中，未愈合的骨骺受肌腱牵拉引起的症状。疼痛在跟腱附着点下方，可双侧同时发病。跑步和足尖站立可使症状加重，骨骺愈合后症状自然消失。

6．距骨下关节炎

本病常发生在跟骨骨折后，是一种创伤性关节炎。X 线片可见前跗窦处炎性改变，负重时疼痛加重。

7．跟骨骨膜炎

骨膜炎是由于骨膜及骨膜血管扩张、充血、水肿，或骨膜下出血、血肿机化、骨膜增生及炎症性改变造成的应力性骨膜损伤，或化脓性细菌侵袭造成的感染性骨膜损伤。

8.足弓结构发育异常

足弓结构发育异常是指高弓足、扁平足或内翻足等发育异常。

9.跟腱炎

跟腱炎是因各种原因造成的过度使用，导致跟腱内纤维发生的慢性损伤，超负荷运动、频繁在硬性地面，如公路上奔跑、爬山等，均可引起跟腱炎。

【辅助检查】

足跟痛的体征与症状比较明显，主要依靠 X 线检查，以排除骨性病变和应力性骨折，而且可以显示跟骨骨刺的位置及大小，以助于分析病因及病程。超声是评价足底筋膜炎无创而可靠的方法，典型表现是足底筋膜增厚到 4mm 以上，回声降低，部分患者的足底筋膜增厚在 4mm 以下，因此足底筋膜厚度＞4mm 只能作为判断依据而不是判断标准。不过多数患者并无增加的软组织血管化表现。足跟痛患者的弹性超声显示足底筋膜弹性降低，这有助于早期诊断足跟痛。也有报道显示，正常患者也会表现为弹性改变，正常弹性值仍无量化标准。足跟痛患者的 MRI 有 3 种表现：筋膜断裂时，T_1WI、T_2WI、Stir 显示筋膜的连续性中断，断裂位呈高信号改变；慢性筋膜炎时，T_1WI 显示足底筋膜的信号增高，呈纺锤形增厚，局灶性皮质缺损或者骨性凸起；急性筋膜炎时，T_2WI、Stir 显示，足底筋膜内呈斑片状高信号，周围软组织呈高信号改变。

【鉴别诊断】

1.跟骨骨髓炎

跟骨骨髓炎虽有足跟痛症状，但局部可有明显的红肿热痛等急性感染征象，严重者可伴有高烧等全身症状。化验和 X 线片检查可明确诊断。

2. 跟骨结核

本病多发于青少年，局部症状明显，肿痛范围较大，全身情况差，并有低热盗汗、疲乏无力、食欲不振等，化验及 X 线片检查可予以鉴别。

二、左食指腱鞘炎案

张某，女,46岁，职员，哈尔滨市人。2018 年 6 月 12 日初诊。

主诉：左手食指第二关节活动受限、疼痛 6 月余。

现病史：患者 6 个月前无明显诱因出现左手食指第 2 关节持续性刺痛，屈曲、伸直活动均受限，抓握功能降低，无法从事精细工作。曾前往医院就诊，诊断为腱鞘炎，接受理疗、小针刀治疗未愈，寻求针灸治疗至此。

查体：左食指外观正常，掌指关节处压痛，可触及明显挛缩结节，稍用力按压则疼痛加重，屈伸不利，尤伸直时像扳机样卡压感，并伴有弹响。

刻下症：左手食指第 2 关节肿胀、僵硬、刺痛，活动受限，伸屈不灵活，伸直时卡压、弹响，睡眠正常，饮食如常。舌质红，苔薄白，脉弦。

辅助检查：自备左手 X 线片示左手食指各关节未见显著改变。

既往史：无。

诊断：西医诊断：左食指腱鞘炎。

中医诊断：筋痹。

经络辨证：手阳明大肠经病候。

治疗原则：经络辨证，循经取穴。

选穴配方：迎香穴（右侧）、合谷穴（左侧）。

操作手法：迎香穴针刺得气后稍加捻转，施以泻法；合谷穴速刺，泻法，不留针。

疗效：1 次即愈。针刺得气后嘱患者活动左手食指，伸屈已灵活，疼痛感消失，活动两分钟后弹响卡压感消失。

评价：痊愈。

【按语】

根据《灵枢·经脉》"大肠手阳明之脉，是动则病齿痛，颈肿……喉痹，肩前臑痛，大指次指痛不用"，故本病辨证属手阳明大肠经病候，而腱鞘炎是炎症性疾病，症状上"左手食指疼痛、压痛，局部微红、微肿、微热"，与火性炎上特性相吻合。脏腑失衡，大肠有热，循经发于体表，故表现为食指疼痛，局部微红、微肿、微热等腱鞘炎症状。合谷为手阳明经原穴，乃气血聚集之所，针刺时行泻法，可消散聚结的邪气。同时，合谷位于第 2 掌骨桡侧的中点，属本病阿是穴。《备急千金要方》云："人有病痛，即令捏其上，若里当其处，不问孔穴，即得便快或痛，即云阿是，灸刺皆验。"阿是穴以痛为腧，是邪气由表入里的传输点、疾病反应点、治病的最佳刺激点，针之可引邪外达，从而缓解疼痛。病在下者，取之于上。即下病上取的经络辨证法，体现了经络的远治作用，故选择迎香穴，谓"循经首尾取穴法"。

附：腱鞘炎

腱鞘是肌腱外面的双层套管样密闭的滑膜管，是保护肌腱的滑液鞘。它分两层包绕着肌腱，两层之间有一空腔，即滑液腔，内有腱鞘滑液。内层与肌腱紧密相贴，外层衬于腱纤维鞘里面，共同与骨面结合，具有固定、保护和润滑肌腱，使其免受摩擦或压迫的作用。当手部固定在一定位置做重复、过度活动时，肌腱与腱鞘之间的摩擦频率增加，可导致水肿、纤维性变，引起内腔狭窄。当肌腱在狭窄的腱鞘内活动时，就容易出现疼痛和运动障碍，即腱鞘炎，最常见的为狭窄性腱鞘炎。

【临床分类】

1. 狭窄性腱鞘炎

这种类型的腱鞘炎多发生在拇短伸肌和拇长展肌腱鞘，称为桡骨茎突狭窄性腱鞘炎，发生在拇指或手指的指屈肌腱称为"扳机指"。虽然腱鞘滑膜分泌润滑液润滑腱鞘，但某些特殊动作反复摩擦往往是不可避免的，如木工、举重工、餐厅服务员、手工操作者等。由于腱鞘起着滑车的作用，摩擦越大越易受损，表现为腱鞘增厚，从而影响肌腱的正常活动。狭窄性腱鞘炎可能是某些静止型或亚临床型胶原疾病的结果。

2. 急性纤维性腱鞘炎

急性纤维性腱鞘炎也称摩擦音滑膜炎。病变部位在滑膜周围的结缔组织中，可见水肿、充血、白细胞与浆细胞浸润。本病的特点为有一种柔软的摩擦音，这是由于结缔组织的原纤维在水肿的肌腱周围摩擦而引起的。最常见的部位是腕上部，最易发生的部位是桡侧腕伸长短肌腱与拇长展肌、拇短伸肌的肌腹处，也称捻发音腱鞘炎。

3. 急性浆液性腱鞘炎

本病也叫风湿性腱鞘炎，是全身性风湿的一部分，为急性风湿热的一种反应。患者可有高热，关节痛、肿、积液等表现，其中最主要的病变为风湿性心肌炎。热退后，腱鞘的浆液渗出吸收，腱鞘炎自愈。

4. 结核性腱鞘炎

这种腱鞘炎是由于结核杆菌感染所致。首先侵犯腱鞘的滑膜，由掌部沿尺侧和桡侧滑囊，经腕管向上蔓延至前臂。腱鞘因结核肉芽组织浸润而肥厚，鞘内含有黄色渗出液及黄色米粒体，渐渐地肌腱也被肉芽组织浸润，形成结节肥大，失去原有的光滑能动功能。当肉芽组织侵及其他腱鞘与神经时，可引起屈指及感觉障碍。

5. 急性化脓性腱鞘炎

本病常发生在外伤以后，特别是穿刺伤，多发生于腕和手指的屈肌腱。感染早期为腱鞘的滑膜炎，接着肌腱失去光泽，变成灰色或绿色，同时被脓液浸润坏死。最常见的是葡萄球菌，其次是链球菌。

【检查方法】

1. 局部肿胀

见于腱鞘炎早期症状。

2. 局部压痛

在伤部腱鞘及周围压痛明显。

3. 抗阻试验阳性

由于患病肌腱腱鞘炎症或肿胀，在关节过伸或过屈时会出现阳性征。

【辅助检查】

使用较少，但 X 线检查可见肌腱及其腱鞘有钙质沉积。

三、左踝关节扭伤案

钟某，女，20 岁，哈尔滨师范大学学生。2016 年 8 月 6 日初诊。

主诉：左踝关节疼痛 5 天。

现病史：患者 5 天前因踢足球，左侧足背外侧先着地，瞬间左踝关节疼痛难忍，难以站立，站立后左足不能着地，半日后左足踝关节外前象限肿胀明显，但疼痛稍减。于学校医院行X线检查示：骨关节未见显著改变。采用局部涂药、理疗等治疗，症状未见明显改善，为求中医治疗特来我处就诊。来诊时，由5位同学护送，拄双拐进入诊室。

查体：①左踝主、被动背伸、内翻活动度均较右踝受限，伴有疼痛。②左踝主动跖屈、外翻疼痛，活动度较右踝受限，被动无疼痛、无活动受限。③小腿、足踝、足部无肿胀。

刻下症：左足踝关节外上侧肿、痛，喜按，按之软，局部皮色不变，左足跟肿胀明显，活动受限，食欲可，二便调，舌质淡红，舌下络脉瘀曲，苔薄白，脉右略涩、左略弦。

辅助检查：自备X线片检查示骨关节未见显著改变。

既往史：无。

诊断：西医诊断：左踝关节扭伤。

中医诊断：筋伤。

经络辨证：足少阳胆经病候（外踝为足少阳胆经）。

治疗原则：经络辨证，循经取穴。

选穴配方：瞳子髎穴（左侧）、足运感区（右侧）。

操作手法：足运感区应用"经颅针刺刺激疗法"，瞳子髎穴针刺得气后施以泻法。

疗效：行针5分钟后嘱患者站立并行走，患者不仅能自主站立，还能自主行走，喜呼"不疼了！"随即让患者在室内活动。20分钟后患者扛着双拐正常行走回学校。

评价：痊愈。

【按语】

根据大脑皮层功能定位与头皮表面对应关系，选取头穴足运感区；考虑患者左足内翻、左足背外侧着地，多损伤足少阳胆经。

本着"经脉所过，主治所及"的治疗原则，并根据《素问·离合真邪论》"气之盛衰，左右倾移，以上调下，以左调右"以及《灵枢·始终》"病在下者高取之"的理论，取胆经的起始穴瞳子髎穴，阳盛者极而下，选上部腧穴达到疏通下部经脉的作用，故脉通而痛立止。这种远近配穴的取穴方法尤适用于踝关节扭伤，有助于补益气血，濡养筋脉，一方面可缓解疼痛、肿胀等局部症状，另一方面可避免患处选穴增加患者的痛苦。这是局部选穴治疗达不到的作用，也是中医经络指导选穴的妙处！

附：踝关节扭伤

踝关节扭伤占所有踝关节损伤的 75% 左右。多数情况下，损伤的原因往往是足尖向内过度旋转，同时足外侧着地。相对薄弱的踝关节外侧韧带容易受到损伤，而较粗的踝关节内侧韧带损伤相对少见，仅占踝关节扭伤的 5%～10%。根据受损程度不同，韧带可能受到过度牵拉而引起撕裂，导致踝关节不稳。

【临床分类】

1. 根据扭伤程度划分

根据扭伤程度划分，踝关节扭伤可分为 3 度。

Ⅰ度扭伤：轻度疼痛，外侧副韧带轻微不完全撕裂，可伴有外踝轻度肿胀，很少出现关节不稳。

Ⅱ度扭伤：中到重度疼痛，伴有肿胀、僵硬和行走困难，部分可见足部瘀斑，外侧副韧带中度不完全撕裂，可伴有部分关节不稳。

Ⅲ度扭伤：最为严重，疼痛和肿胀常比较明显，足底常出现明显瘀斑，外侧副韧带完全撕裂，关节出现明显不稳，影响正常活动。严重者可伴有前内踝撞击症、外踝骨折、甚至踝关节脱位等。

2.根据病程划分

（1）（急性）外踝扭伤（lateral ankle sprain，LAS）

LAS是指首次急性踝关节外侧扭伤及此后12个月内再次发生的急性踝关节外侧扭伤。LAS后可出现疼痛、肿胀、皮下瘀血、活动受限等临床表现，距骨软骨挫伤和软组织损伤、腓骨肌群损伤等合并损伤均可导致持续疼痛和不稳定感。这些持续症状可能导致感觉运动和关节活动范围受限，进而导致运动系统的异常。然而，这些持续症状引起的缺陷和异常并不总是存在或存在的程度不同。根据是否恢复到中等活动水平并在12个月内具有接近正常的功能水平，从LAS中恢复的患者被认定为"copers"，即CAI适应人群。

（2）慢性踝关节不稳（chronic ankle instability，CAI）

CAI是指首次受伤后超过12个月的复发性扭伤、踝关节不稳、功能性踝关节不稳和机械性踝关节不稳。特点是感觉足踝不稳定或间歇性"让位"，在最初受伤后持续12个月及更长的时间内活动受限和参与受限。可能有不同程度结缔组织损伤导致的结构性不稳，或感觉运动障碍导致的功能性不稳，或两者兼而有之。下肢的运动系统异常表现为：①髋、膝和踝关节肌肉激活时序异常。②踝关节和髋关节力量下降。③踝周肌力和本体感觉受损。④踝关节背屈时关节活动度降低。⑤距下关节和中足运动增加。此外，CAI会导致中枢传导过程受损，受损的感觉运动和中枢传导过程可能在受伤和未受伤的肢体中都很明显，并影响运动系统，如静态和动态平衡、行走、步进、跑步、跳跃和踢腿。

【鉴别诊断】

1．LAS 与骨折

在急性扭伤时，应对踝足复合体的多个部分进行检查，并利用渥太华原则判断急性 LAS 后是否需要放射学检查。①外踝及以上 6cm 是否存在骨性压痛。②内踝及以上 6cm 是否存在骨性压痛。③第五跖骨基底是否存在骨性压痛。④足舟骨是否存在骨性压痛。⑤能否负重步行至少四步。

2．LAS 与软组织损伤

急性 LAS 在损伤后 4 ～ 5 天进行体格检查，结果最为准确。使用 MRI 可以检查胫腓联合韧带损伤、软骨损伤、距骨挫伤、肌腱损伤、中足扭伤等，其敏感性达 92%。

四、左髋关节滑膜炎案

吴某，男，50 岁，自由职业者，温州人。2016 年 6 月 24 日初诊。

主诉：左髋关节疼痛两年余。

现病史：患者两年前无明显诱因出现左髋关节疼痛，影响正常生活，走路、上下楼、蹲起均疼痛。曾前往医院就诊，髋关节 CT、MRI 检查诊断为左髋关节滑膜炎。两年来坚持治疗，采用西药（含激素、镇痛药）、中药、理疗、针灸、推拿等疗法，均未见明显效果，经患者介绍特来求医。

查体：髋关节内收、外展、内旋、外旋及屈曲功能障碍，腹股沟处压痛明显，髋关节 "4" 字试验、分离试验均为阳性。其他正常。

刻下症：左侧髋关节及左下肢外侧疼痛，呈针刺样，按之痛甚，腹股沟牵掣样疼痛，动则痛剧，左下肢屈曲，不能伸直，站立或行走时疼痛加重，无法下蹲，跛行步态，行走时需要搀扶，痛苦面容，口苦、口干、心烦、纳差、眠一般，无发热、恶寒，小便正常，大便次数减少，平素大便干、两日1次。舌暗红，苔白腻，右脉弦滑，左脉弦涩。

辅助检查：MRI、血常规、血沉及C反应蛋白检查，MRI示左侧髋关节间隙增宽，有少量关节积液，滑膜增厚，关节周围软组织肿胀、渗出。血常规检查示红细胞计数及血沉正常，白细胞计数轻微升高，$10.3×10^9$/L。C反应蛋白检查示正常。

既往史：无。

诊断：西医诊断：左髋关节滑膜炎。

中医诊断：痹病。

经络辨证：足少阳胆经病候、足阳明胃经病候、足太阳膀胱经病候。

治疗原则：经络辨证，循经取穴。

选穴配方：足运感区（右侧）、瞳子髎穴（左侧）、攒竹穴（左侧）、四白穴（左侧）、宁神穴。

操作手法：右足运感区、宁神穴应用"经颅针刺刺激疗法"，捻转5分钟，其他穴位针刺得气后施以泻法。

疗效：施术后（约10分钟）嘱患者站立、行走、做对抗性动作。患者喜呼："不疼了！"蹲下、站起、上下楼、走路均自如。1次即愈。第二天患者来诊已不再疼痛，未再针，带15副中药高兴而去。随访一年半，恢复正常，未再发作。

评价：痊愈。

【按语】

髋关节主要来自三条经脉的支配：主脉为足少阳胆经，其次为足阳明胃经和足太阳膀胱经。足少阳胆经"……循胁里，出气冲，绕毛际，横入髀中……其直者，从缺盆，下腋下……下合于髀厌中（髀厌又称髀枢，即髋关节）"；足阳明胃经"……从缺盆，下乳内廉，下夹脐，入气街中……其直者，起于腹里，下气街中而合（气街指腹股沟）"；足太阳膀胱经"……其支者，从腰出，下贯臀……其直者，从肩髆内左右别下贯胛……下臀"。从经脉循行看，髋关节主要是胆经支配，其中前部来自胃经，后部为膀胱经，按下病上取原则，选瞳子髎穴、攒竹穴、四白穴，配合足运感区与宁神穴。足运感区对下肢有良好的镇痛和治疗感觉异常作用，宁神穴依"久病则伤神"理论、"粗守形，上守神"之说，调神对慢性疼痛有协同作用。此例1次即痊愈，体现了循经辨证选穴治疗痛证之神效！这个髋关节疼痛的病例是我们临床真实的记录，传统的针刺选穴多在局部，环跳穴、秩边穴、承扶穴、髀关穴、阳陵泉穴等很少应用经络辨证指导选穴。我们之所以选头面部穴位，而不选足部穴位，就是基于"上病取下，下病取下"这个原则，取头面部穴位，不影响肢体运动，能够充分体现针灸治疗的效果，我们称之为"运动针法"，就是在不影响针刺、不影响留针的条件下，观察针刺的即刻效果。加之一些疼痛病证，由于疼痛患者处于一种保护性反应，总保持一个不变的体位，尤其是肢体疼痛，适当的运动会改变病理状态而减轻疼痛，所以循经取穴就有这样的优点，对改善各类疼痛有立竿见影的效果。

附：髋关节滑膜炎

髋关节滑膜炎是由关节退变、机械应力刺激、病毒或细菌感染以及内分泌或代谢紊乱等多种原因导致的髋关节滑膜非特异性炎症改变，是一种自限性、单侧性滑膜炎症，常见于髋关节，是儿童跛行的常见病，其病因尚未清楚。本病又称暂时性滑膜炎、一过性滑膜炎。以四季散发为特征，好发于 3 ～ 10 岁男童，在成人中也有一定的发病率。男女比例约为 2.9：1。

【临床表现】

1.急性起病，突发髋关节疼痛，伴痛性跛行，或伴大腿、膝前内侧疼痛。

2.患侧髋关节轻度屈曲，无肌挛缩表现。

3.骨盆向患侧倾斜，患肢假长，假长在 2cm 以内，Allis 征阳性。

4.患侧髋关节前方可有压痛。

5.患侧髋关节各方向活动均受限，以内旋、外展明显受限。

6. Thomas 征可为阳性，"4"字试验可为阳性。

【辅助检查】

1．X 线检查

一般骨质无异常表现，有时可表现为骨盆轻度倾斜、髋关节囊肿胀、关节间隙增宽，无骨质破坏。

2．MRI 检查

核磁共振检查显示患侧髋关节间隙增宽和关节腔积液，并较 X 线平片显示更加清晰。同时能显示髋关节内是否存在软组织占位。MRI 显示在髋臼与股骨头软骨之间的滑膜组织在 T_1WI 呈中信号改变，T_2WI 呈高信号改变。

3．B 型超声检查

患侧髋股骨颈颈前间隙较健侧明显增宽，双侧差值 >1mm。股骨颈颈前间隙，即股骨颈骨膜表面至关节囊外缘（关节囊与髂腰肌的分界线）之间的最大距离。

【鉴别诊断】

1．Perthes 病（股骨头骨骺炎）

此病虽有跛行、髋部疼痛，但病史较长，X 线片可见股骨头骨骺变形和压缩现象。

2．儿童风湿性关节及风湿热

该病常见于儿童，也有髋部疼痛、肌肉痉挛、跛行等表现，但病情常呈渐进性发展，实验室检查白细胞及血沉可升高，且常常累及多个关节。

3．化脓性关节炎

该病表现为髋部疼痛、跛行、骨盆倾斜，但体温高于正常，血象亦高于正常值，而且病情较重，髋关节穿刺可抽出脓液。

4．髋关节结核

本病为慢性疾病，病史长，并可同时表现出结核的全身症状。

5．小儿先天性髋关节脱位

跛行明显，"4"字试验阳性。如为单侧发病，则双下肢不等长，但无明显髋部疼痛、肌肉紧张、压痛阳性，X 线片有特殊表现。

五、双膝关节疼痛案

李某，男，55 岁，工人，哈尔滨市人。2019 年 9 月 17 日初诊。

主诉：双膝关节疼痛两月余。

现病史：患者两个月前无明显诱因出现两膝关节疼痛，走路、上下楼、蹲起均感觉疼痛，活动不利，每天晨起疼痛尤甚，活动后稍缓解，活动时可闻及摩擦音。当时予以云南白药喷雾剂喷于患处，疼痛可稍改善。1 周前双膝关节疼痛加重，屈伸不利，患肢不能下地负重行走，于西医院拍 X 线片示双膝退行性病变。生化检查各项指标均在正常范围。自行口服健立多（具体用药剂量不详）、理疗、按摩等治疗，症状未见明显改善，遂寻求针灸治疗。

查体：膝关节无肿胀，无明显压痛，屈伸过度疼痛，可以正常走路，但自觉膝关节疼痛，上下楼吃力，抽屉试验（−），膝盖研磨试验（−），浮髌试验（−）。双下肢肌力及肌张力正常，足背动脉搏动正常。

刻下症：双膝关节疼痛，活动受限，神疲乏力，少气懒言，畏寒怕冷，精神倦怠，腰膝酸软，睡眠正常，饮食如常，二便正常。舌质红，少苔，脉沉涩。

辅助检查：自备 X 线片检查结果示双膝退行性病变。轻度骨质增生，CRP 23mg/L，尿酸、血沉、类风湿等均正常。

既往史：无。

诊断：西医诊断：膝关节痛。

中医诊断：痹病。

经络辨证：足阳明胃经病候、足太阳膀胱经病候。

治疗原则：经络辨证，循经取穴。

选穴配方：四白穴（双侧）、攒竹穴（双侧）、足运感区（双侧）。

操作手法：双侧足运感区应用"经颅针刺刺激疗法"，余穴得气后稍加捻转，用泻法。

疗效：针刺上述穴位四五分钟后，嘱患者站立行走，患者即刻感觉双膝疼痛消失，并让其上下楼，自感不痛并觉得有力气了。留针在诊室活动半小时后恢复正常。起针后嘱第 2 天过来巩固 1 次。患者未至，电话随访，言已痊愈。

评价：痊愈。

【按语】

中老年人因气血亏虚，一身之阳气尚显不足。膝关节为全身最为复杂的关节，涉及骨、筋、肌肉等多种结构，易受寒邪侵袭，故中老年人膝关节更容易发生疼痛。调理脾胃，气血和则百病消。正气存内，邪不可干。该患者有膝部疼痛、活动不利的瘀阻症状，足阳明胃经及足太阳膀胱经为多气多血之经，具有调理整体气血、祛瘀通络、缓急止痛的作用。另外根据经络循行规律，足阳明胃经"……其直者，从缺盆，下乳内廉，下夹脐入气街中，以下髀关抵伏兔，下膝髌中……循膺、乳、腹、气街、股皆痛，膝髌肿痛"；足太阳膀胱经"其支者，从腰出，下贯臀，入腘中。其直者……下贯臀，合于腘中（指膝关节后部腘窝中）"，其病候"项、背、腰、骶、膝……皆痛"，故治疗选取这两条经络的穴位。本案取穴遵循"病在下者，取之于上"的原则，选取四白、攒竹两个穴位，1次而效。

附：膝关节疼痛

膝关节是全身最大的关节，由股骨、胫骨和髌骨构成，是人体的承重关节，也是最易损伤的关节之一。膝关节是全身发病率最高的关节。膝关节疼痛不仅涉及关节内的各种病损，也常因各种关节外因素引起。膝关节产生的症状往往不具有特异性。如疼痛、腿软、关节交锁等症状的出现，既可以因交叉韧带、半月板损伤引起，也可以因髌股关节异常、关节软骨病变引起，甚至仅因异常增生滑膜的嵌顿而引起。膝关节病变常见于骨性关节炎、滑膜炎、髌骨软化、半月板损伤等。

【临床分类】

1. 骨性关节炎

骨性关节炎是一种以关节软骨变性、破坏及骨质增生为特征的慢性关节病，又称增生性膝关节炎、老年性膝关节炎。临床上以中老年发病最常见，女性多于男性。病理特点为同灶性关节软骨的退行性病变、软骨下骨质变密（硬化）、边缘性骨软骨骨赘形成和关节畸形。

2. 滑膜炎

膝关节滑膜炎是指膝关节受到急性创伤或慢性劳损时，引起滑膜损伤或破裂，导致膝关节腔内积血或积液的一种非感染性炎症反应疾患，可分为急性创伤性滑膜炎和慢性损伤性滑膜炎。急性创伤性滑膜炎多发生于爱运动的青年人，慢性损伤性滑膜炎多发生于中老年人、身体肥胖者或过用膝关节负重的人。

3. 髌骨软化症

髌骨软化症是髌骨软骨面因慢性损伤后，软骨肿胀、龟裂、破碎、侵袭、脱落，最后与之相对的股骨髁软骨也发生相同病理改变而形成髌股关节的骨关节病。

4. 半月板损伤

半月板损伤是膝部最常见的损伤之一，多见于青壮年，男性多于女性。

【临床表现】

1. 骨性关节炎

（1）发病缓慢，多见于中老年肥胖女性，往往有劳累史。

（2）膝关节活动时疼痛加重，其特点是初起疼痛为阵发性，后为持续性，劳累及夜间更甚，上下楼梯疼痛明显。

（3）膝关节活动受限，甚则跛行，极少数患者可出现交锁现象或膝关节积液。

（4）关节活动时可有弹响、摩擦音，部分患者关节肿胀，日久可见关节畸形。

（5）膝关节痛是本病患者就医常见主诉。早期症状为上下楼梯时疼痛，以下楼为甚，呈单侧或双侧交替出现。可出现关节肿大，多因骨性肥大造成，也可出现关节腔积液。出现滑膜肥厚的很少见，严重者可出现膝内翻畸形。

2. 滑膜炎

（1）如果是急性损伤，膝关节可出现血肿。关节血肿一般在伤后即时或之后 1～2 小时内发生，表现为膝及小腿部有广泛的瘀血斑。触诊时皮肤或肿胀处有紧张感，浮髌试验阳性。常伴有全身症状，如瘀血引起的发热、局部较热。本病常为其他损伤的并发症，临证时要仔细检查，以防漏诊。

（2）慢性劳损或损伤性膝关节滑膜炎为急性膝关节滑膜炎处理不当转为慢性所致，临床上多见于老年人、体质多湿者，或伴有膝内翻、膝外翻或其他膝部畸形，或膝关节骨质增生者等。

3. 髌骨软化症

本病以青年运动员多见，初期为髌骨下疼痛，稍加活动后缓解，运动过久后又加重，休息后逐渐消失。髌骨边缘压痛，伸膝位挤压或推动髌骨可有摩擦感，伴疼痛。后期形成髌股关节骨关节病时，可继发滑膜炎而出现关节积液。病程长者，可出现股四头肌萎缩。

4. 半月板损伤

半数以上的病例有膝关节"扭伤"史，伴有膝关节肿胀、疼痛和功能障碍。疼痛为常见表现，通常局限于半月板损伤侧，个别外侧半月板撕裂可伴内侧疼痛，有的患者自觉关节内有响声和撕裂感，膝关节不能完全伸直。膝部广泛疼痛者，多与积液或关节积血使滑膜膨胀有关。这种疼痛可逐渐减轻，但不能消失。肿胀见于绝大多数患者，损伤初期肿胀严重，随着时间的推移，肿胀逐渐消退，以后再发作则肿胀减轻。

六、肩关节周围炎案

刘某，女，45 岁，干部，哈尔滨市人。2019 年 9 月 17 日初诊。

主诉：左肩关节疼痛，活动明显受限 3 月余。

病史：患者 3 个月前自感受凉，肩部疼痛，活动后加重。曾前往附近医院就诊，医生结合肩关节 X 线片、CT 检查及相关查体，诊断为肩关节周围炎，给予按摩、针灸、理疗治疗，症状未见好转。随着时间的推移，疼痛越来越重，近来晚上需服用止痛药缓解疼痛。

查体：左肩肩峰下区、肩胛骨外上方及肱二头肌长头腱区压痛，左侧肩关节周围无红肿，左肩关节活动度：前屈 70°，后伸 10°，内旋 40°，外旋 20°，内收 20°，外展 70°，外展上举 100°。左肩及上肢肌肉饱满，无萎缩及肿胀，肌力及肌张力正常。

刻下症：肩关节疼痛，活动受限，不能上举，梳头、洗脸困难，夜晚疼痛加重，无上肢麻木、乏力感。睡眠差，饮食正常，二便正常。舌质红，苔白，脉沉弦。

辅助检查：自备左肩关节核磁共振检查（MRI）结果：左肩关节退行性变。

既往史：无。

诊断：西医诊断：肩关节周围炎。

中医诊断：肩痹。

经络辨证：手阳明大肠经病候、手少阳三焦经病候、手太阳小肠经病候。

治疗原则：经络辨证，循经取穴（可配合疼痛局部"合谷刺法"）。

选穴配方：迎香穴（病变对侧）、丝竹空穴（患侧）、听宫穴（患侧）。

操作手法：三个穴针刺得气后施以泻法，并嘱患者活动肩部，做对抗性动作，活动后再在左肩关节疼痛部位施以"合谷刺法"。方法：在痛处刺入1针，得气，再将针提至皮下向前、向左、向右各刺1针，形如鸡足（针下得气后施以轻轻挑拨，以解除肌肉粘连），速刺，留针。

疗效：即刻效应明显，针刺上述穴位后左肩关节上举可以摸到头，向各方向活动范围显著增大，疼痛感明显减轻。1次治疗显著见效，后续治疗3次后基本痊愈。

评价：痊愈。

【按语】

本病中医学称之为"老年肩""五十肩""漏肩风"，以肩部疼痛、活动受限为主要特点。本案依然采用循经取穴法，病在下者，高取之（即下病上取），选取迎香穴（大肠经）、丝竹空穴（三焦经）、听宫（小肠经）。此为手阳明大肠经、手少阳三焦经、手太阳小肠经三条经络的穴位，故即刻效应显著。临床上，我们喜用"病在卜取之于上"法，在头面上选穴针刺。所选针具为毫针，以消除患者的恐惧感。尤其对初次针灸者，进针快，疼痛轻，患者看不到针，故而治疗更易被患者接受。最大的优点是能够充分发挥"运动针法"的特点，即在留针时患者可以做各种对抗动作，从而显示出即刻效果，增强患者治疗的信心，并能体现针灸的"神奇功效"。

该患者曾接受过多次针灸治疗，选穴均以局部为主，并配合理疗、按摩，但疗效不明显。我们的经验是：治疗痛证（含肩痹）应以经络辨证、循经取穴为主，在效果不佳或好转不明显的情况下再配合局部选穴。该患者先给予循经选穴，施术后观察效果则见效明显，表现为肩关节活动范围增大，疼痛减轻，但还没有痊愈。所以我们又加了"合谷刺法"以提高疗效。"合谷刺法"是"五刺"之一，"五刺"以应五脏，合谷刺法应脾，疗肌痹，如《灵枢·官针》曰："合谷刺，左右鸡足，针于分肉之间，以取肌痹，此脾之应也。"

附：肩周炎

肩周炎是指肩周软组织（包括肩周肌、肌腱、滑囊和关节囊等）病变引起的以肩关节疼痛和活动功能障碍为特征的疾病，又称冻结肩、粘连性关节炎。本病根据临床表现和古代中医文献的描述，可归属于"漏肩风""五十肩""肩凝"等范畴。本病病程长短不一，多由外伤或外感风寒等原因引起，多为慢性发病。好发于40岁以上人群，女性高于男性；部分患者5年内对侧肩关节再次患病。症状主要表现为肩关节疼痛，夜间尤甚；肩关节轻度被动内收、内旋位，冈上肌、三角肌可出现废用性萎缩，肩关节周围广泛压痛，甚至延伸至斜方肌与肩胛间区域；肩关节各方向活动均可出现程度不同的功能障碍，尤其外展、外旋活动受限明显，出现典型的肩关节外展"扛肩"现象。

本病具有自限性，自然病程多为12～42个月，平均30个月，最终仍有50%～60%的患者活动度难以恢复至正常范围。肩周炎的二次复发与糖尿病有高度相关性。据报道，本病在糖尿病患者中的发病率为10%～36%，肩周炎合并糖尿病患者往往病情更加严重和更耐药。

【临床分期】

本病根据病程长短可分为急性期、慢性期与功能恢复期。

1. 急性期

起病急骤，疼痛剧烈，肌肉痉挛，关节活动受限。夜间剧痛，压痛范围广泛，喙突、喙肱韧带、肩峰下、冈上肌、冈下肌、肱二头肌长头腱、四边孔等部位均可出现压痛。急性期可持续10～36周。X线检查一般无明显异常。

2. 慢性期

疼痛相对减轻，但压痛仍较广泛，关节功能受限发展到关节僵硬，梳头、穿衣、举臂托物均感动作困难。肩关节周围软组织呈冻结状态。年龄较大或病情较长者，慢性期可持续4～12个月。

3. 功能恢复期

肩关节隐痛或不痛，功能可恢复到正常或接近正常。功能恢复期可持续12～42个月。

以上3个分期并无明显分界，可彼此重叠。

【辅助检查】

本病急性期X线检查多无明显异常，部分患者有时可见冈上肌肌腱钙化、局部骨质疏松等表现，MRI可见喙肱韧带及肩袖间隔增厚、喙突下三角征等，有助于诊断与鉴别。

【鉴别诊断】

1. 肩袖损伤

肩袖损伤的疼痛区域通常在肩关节前方或者外侧，一般活动时加重，尤其是做过头动作时，休息时常减轻；主动活动度明显小于被动活动度，活动度受限最常表现为上举和内旋受限，Jobe试验、Lift-off试验可为阳性，X线、B超、MRI有助于鉴别。

2. 肩峰下撞击综合征

本病为肩在上举、外展运动中，因肩峰下组织发生撞击而产生的一系列症状、体征，表现为肩关节前方慢性钝痛，患臂上举60°～120°（疼痛弧）出现疼痛或症状加重，撞击试验阳性。

3. 颈肩综合征

尤其是神经根型患者，可产生一侧或双侧颈、肩部疼痛不适，疼痛可放射到同侧上臂、前臂及颈、枕部。颈肩综合征一般局部没有压痛点，可有颈部疼痛和活动障碍，但肩部功能活动尚好，臂丛牵拉试验阳性。根据颈椎MRI是否见椎间盘突出或神经根受压进行鉴别。

4. 骨肿瘤

原发性骨肿瘤多见于青少年，年老患者多为转移癌，故全身症状明显。血象检查可见肿瘤标志物指标偏高。X线检查可供鉴别，必要时行MRI、ECT、PET-CT等检查。

5. 肩关节结核

本病常伴肺结核，有低热、消瘦等全身症状，多发于成年人，亦可发生于任何年龄。血细胞沉降率快，可达50 mm/h以上。X光片可见骨质明显疏松、骨质破坏及坏死形成，甚至出现肩关节半脱位，通过结核感染T细胞斑点试验（TSPOT-TB）和结核菌素试验（TST）可进一步鉴别。

七、肱二头肌肌腱炎案

王某，男，51岁，外科医生，哈尔滨市人。2021年8月12日初诊。

主诉：右肩关节疼痛，活动受限两月余。

病史：患者两个月前因为外伤导致右肩关节及上肢前臂后伸

疼痛，活动受限，只能摸到腰部，左手可摸到肩胛骨部。曾采用理疗、按摩等治疗，症状未见缓解，遂前来寻求针灸治疗。

查体：右肩关节稍肿胀，局部皮温较对侧稍高，右上肢呈被动屈曲体位，肩关节各方向主动、被动活动明显受限，拒按，肱二头肌张力试验 Speed（＋），叶加森试验 Yergason（＋），疼痛视觉模拟量表（visual analoguescale，VAS）评分 6 分。

刻下症：右肩关节疼痛，睡眠质量差，纳可，二便可，舌淡，苔白，脉弦紧。

辅助检查：X 线检查：右肩关节间隙内高密度影，考虑游离体，不除外软骨钙化及陈旧性骨折。血常规检查：白细胞 $6.98 \times 10^9/L$，中性粒细胞百分比 0.636，中性粒细胞数量 $4.44 \times 10^9/L$，血沉 30 mm/h，C 反应蛋白 39.3mg/L，尿酸 439μmol/L。CT 检查：右肩关节间隙内高密度影，考虑游离体可能。MRI 检查：①右肩关节间隙上缘内侧异常信号，考虑为游离体。②右肩关节腔积液。

既往史：有外伤史。

诊断：西医诊断：肱二头肌肌腱炎。

中医诊断：肩痹。

经络辨证：手阳明大肠经病候。

治疗原则：经络辨证，循经取穴（循本经首尾取穴法）。

选穴配方：迎香穴（左侧）、合谷穴（双侧）。

操作手法：二穴均得气即可。先针迎香穴，得气后嘱患者活动肩关节，并做对抗性动作，若患者症状明显缓解，便不再选取其他穴位。该患者针完迎香穴后症状明显减轻，但仍有明显活动受限，故加刺合谷穴（速刺得气不留针）。出针后再嘱患者做上述动作，自述疼痛感消失，活动如常。

疗效：1次即愈。

评价：痊愈。

【按语】

肱二头肌肌腱炎在中医学中属"肩痛"范畴，与"漏肩风""锁肩风""冻结肩"等症状类似，又有"肩痹""肩周痛"等病名，属于"经筋病"范畴。《素问·痹论》有云："所谓痹者，各以其时，重感于风寒湿之气也。"是说经络阻塞而气血不通，不通则痛。其病变特点是"广泛"，即疼痛广泛、功能受限广泛、压痛广泛。临床采用经络辨证及针灸治疗，疗效明确。肩关节由四条经脉支配：手阳明大肠经（肩前……）、手少阳三焦经（……循臑外、上肩……）、手太阳小肠经（出肩解，绕肩胛，交肩上……）、手少阴心经（其直者、下腋下……）。本案患者右肩前端疼痛，经查体检查确定为手阳明经病候，考虑到患者肩部疼痛剧烈，选取局部腧穴可能导致刺激过强，从而加重患者痛苦，故根据"经络所过，主治所及"理论，选取其经上远端穴位迎香穴、合谷穴，疗效显著。

附：肱二头肌长头肌腱炎

肱二头肌长头肌腱起于肩胛骨盂上结节，从肱骨结节间沟与横韧带形成的骨纤维管道中通过。当肩关节后伸、内收、内旋时，该肌腱滑向上方；当肩关节前屈、外展、外旋时则滑向下方。当上肢在外展位屈肘时，肱二头肌长头肌腱容易磨损，长期的摩擦或过度活动可引起腱鞘充血、水肿、增厚，造成腱鞘滑膜层急性水肿或慢性损伤性炎症，从而导致肱二头肌长头肌腱在腱鞘内的滑动功能发生障碍，进而出现临床症状，此称为肱二头肌长头肌腱炎或腱鞘炎。

本病好发于 40 岁以上中年人，常见病因为肌腱长期遭受磨损发生退行性改变，多因外伤或劳损后急性发病，是肩痛的常见原因之一。其临床表现主要为肩部疼痛、压痛明显、肩关节活动受限等。若不及时治疗，可发展为肩周炎。

【临床表现】

1.肩关节前部疼痛，可向上臂前外侧放射，夜间加剧，肩部活动后加重，休息后好转。急性期不能取患侧卧位，穿、脱衣服困难。

2.早期肩活动尚无明显受限，但外展、后伸及旋转时疼痛，且疼痛逐渐加重，肩关节活动受限，患手不能触及对侧肩胛下角。

3.肱骨结节间沟处压痛明显。

4.肱二头肌抗阻力试验（yergason 征）阳性。在抗阻力情况下，屈肘及前臂旋后时，肱二头肌长头肌腱周围可出现剧烈疼痛。

5.合并肩周炎或其他疾病者，疼痛范围广，可见肩关节僵硬及肌萎缩。

【检查方法】

肩部后前位 X 线片常无明显异常。疑为肱二头肌长头腱鞘炎时，应常规拍摄肱骨结节间沟切线位 X 线片。部分患者可见结节间沟变窄、变浅，沟底或沟边有骨刺形成。

八、肩部拉伤案

吴某，男，45 岁，干部，哈尔滨市人。2019 年 11 月 13 日初诊。

主诉：右肩痛半月余。

现病史：患者半个月前在办公室抬东西自觉抻了一下，当时没有什么感觉。两天后肩臂后伸、扩胸运动时自觉肩前疼痛。曾接受局部按摩，疗效不明显，故前来寻求针灸治疗。

查体：肩部无肿胀，肩部三角肌、冈上肌肌肉未见萎缩，肩前臑内侧有压痛，肩峰、三角肌及肩胛区无压痛，肩关节外展、外旋无异常，内旋功能活动受限。

刻下症：由于天气寒冷，肩前疼痛症状明显加重，肩部僵硬疼痛不适，怕冷恶风，活动肩关节可明显闻及弹响声，夜里疼痛尤甚，睡觉姿势放置不佳或肩部受冷常疼醒，活动受限，睡眠欠安，饮食如常，二便正常。舌质淡红，苔白，脉弦。

辅助检查：肩关节 X 线和 MRI 检查显示：肩峰下脂肪线模糊变形乃至消失。

既往史：既往体健，无肩部外伤史。

诊断：西医诊断：肩部拉伤；肱二头肌肌腱损伤。

中医诊断：臑痛。

经络辨证：手太阴肺经病候。

治疗原则：经络辨证，循经取穴（循本经首尾取穴法）。

选穴配方：鱼际穴（患侧）。

操作手法：首选迎香穴（病变对侧），针刺得气后施以泻法，1 分钟后嘱患者活动肩关节，做后伸、扩胸运动，患者说症状无明显改善。我们又详细检查了一下肩部，确定疼痛和压痛部位在肩关节下方，平腋窝、臑内外廉（外缘）疼痛。选肺经的鱼际穴，即病在上取之下，行针得气后留针，嘱患者再做上述动作，患者述疼痛完全消失，右手臂各方向活动自如。

疗效：1 次痊愈。

评价：痊愈。

【按语】

这个病例可以说是个非常简单的病例，首先肩关节疼痛根据经络辨证可分为以下 5 种类型。①太阴经型：肩关节前缘及上臂内侧前缘疼痛明显，点按局部压痛明显或可触及痛性条索及结节，表现为肩臂后伸、上抬时疼痛加剧，功能活动受限。②阳明经型：肩关节肩峰下端、三角肌外侧疼痛明显，点按局部压痛明显或可触及痛性条索及结节，表现为肩关节上抬、肩臂外展、上举时疼痛加剧，功能活动受限。③少阳经型：肩峰后下方、三角肌外侧后缘疼痛明显，点按局部压痛明显，或可触及痛性条索及结节，表现为肩臂外展、上举、后伸、上抬、屈肘抱肩时疼痛加剧，功能活动受限。④太阳经型：肩胛冈外侧下缘、肩胛区疼痛明显，点按局部压痛明显，或可触及痛性条索及结节，表现为肩臂屈肘内收时疼痛加剧，功能活动受限。⑤混合型：以上两型或两型以上症状、体征同时存在。

第 1 次治疗选择迎香穴，结果无效。第 2 次改选鱼际穴即刻痊愈，原因在于疼痛位置确定不准确。该患者在第 2 次反复检查中确定为臑痛，即上臂从腋至肘内前缘痛，属于手少阴经型疼痛，而非阳明经型疼痛。迎香穴是手阳明大肠经终止穴位，主治"肩前臑痛，大指次指痛不用"。鱼际穴是手太阴肺经荥穴，主治"臑臂前廉痛厥"，因经络定位辨证不准确，故治疗无效，症状无缓解。而改为手太阴肺经荥穴鱼际穴时，患者症状即刻缓解。这个病例说明经络辨证准确的重要性，印证了"宁失其穴，不失其经"的古训。

附：肩袖损伤

肩部拉伤最常见的是肩袖损伤。肩袖损伤是肩袖肌腱部位的撕裂，是以肩部疼痛、无力、活动受限为主要表现的一种疾病。本病在中老年和肩关节创伤中比较常见，肩袖损伤发病率占肩关节疾患的 17%～41%，60 岁以上人群的发病率为 30%～50%。多数患有肩袖撕裂的老年人并没有临床症状，或仅有轻度不适，但不妨碍功能。

【临床表现】

1. 肩部疼痛

如果损伤造成的是不完全撕裂，则疼痛是最突出的症状，多位于肩前方和外侧，夜间疼痛明显，不能患侧卧位休息，肩部做负重外展等特殊动作时疼痛加重。

2. 肌力减弱

临床表现为洗脸、梳头、穿衣、拿放高处的物品以及驾驶等日常活动的困难。根据肩袖损伤的部位不同，可表现为外展、上举或后伸无力。如肩袖完全撕裂时，则不能活动肩关节。

3. 活动受限

根据肩袖撕裂的部位及严重程度不同，往往会伴有上举（包括外展和屈曲）、外旋和内旋的活动度丧失。活动度降低的显著特点是主动活动降低，被动活动正常。少数活动时可伴有弹响感并发生交锁，尤其是在过头上举时。

4. 关节继发性挛缩

病程超过 3 个月者，肩关节被动活动范围有程度不同的受限。

【检查方法】

1. 视诊

冈上肌和冈下肌萎缩、肩峰下滑囊饱满等。早期外层因有丰满的三角肌而未见明显肌萎缩，病史 3 周以上者，即可出现冈上肌和冈下肌萎缩，以冈下肌明显。病程日久者，小圆肌和斜方肌可见明显萎缩，三角肌因萎缩而变得扁平。

2．肱骨大结节、结节间沟

局部压痛，Neer征阳性，多存在疼痛弧，被动肩外展60°～120°时疼痛，此乃肱骨大结节和喙肩弓在这一区域发生撞击而诱发疼痛。

3．关节活动度

主动活动下降，被动活动正常，患肢外展时有耸肩的代偿动作。部分伴有粘连性肩关节囊炎患者会出现被动活动减少。

4．肩袖肌群力量减弱

（1）冈上肌

①Jobe试验：患者坐位或站立，肘关节完全伸直，肩部外展90°且水平内收30°使手臂处于肩胛平面。最大程度内旋手臂使大拇指指向地面，在患者抵抗的同时向下施加压力，疼痛和/或无力提示冈上肌损伤。

②臂落试验：肩关节被动外展90°，检查者松开其上肢，上肢不能保持，回落至中立位为阳性，提示冈上肌损伤。

（2）冈下肌、小圆肌

①外旋迟滞试验：患者背对检查者，肘关节被动屈曲90°，检查者维持患者肩关节前屈20°并最大外旋位，检查者放松腕部后，嘱患者维持上肢位置，如不能维持为阳性，提示冈下肌和小圆肌受损。

②吹号征：患者上肢休息位放置体侧，而后抬手以拇指指尖触及同侧嘴角，如果必须外展患肩并内旋前臂才能完成此动作，提示冈下肌、小圆肌受损。

5．肩胛下肌

（1）Lift-off试验：患者取坐位或站立位，上肢内旋，手背部靠紧下腰背部。如果患者不能将手背抬离下腰背部，此试验为阳性，提示肩胛下肌损伤。

（2）压腹试验：患者用手掌压住腹部，维持上肢于最大内旋位。如果主动内旋有力，肘关节不会向后掉落，肘关节位于躯体前方。如果不能维持最大限度内旋，患者感觉无力，肘关节将回落，掉到躯干后方，患者趋向于屈曲腕部来压住腹部，提示肩胛下肌受损。

【辅助检查】

1．X线片

主要用于评估肩峰形态及肱骨头相对于关节窝和肩峰的位置。肩袖撕裂者会出现肩峰下间隙减小、大结节囊变（硬化）、肩峰下骨赘等表现。

2．MRI

MRI对于肩袖全层撕裂的诊断准确率高达93%～100%。对于部分撕裂，诊断的准确率有所下降，但可以清楚显示肩袖肌肉的质量、撕裂的大小以及伴随损伤。

3．B超

可用于评估肩袖的完整性，结果的准确性有赖于操作者的经验。优点是快速、低价、安全，可动态观察有无肩部撞击，还可测出层状撕裂的厚度，但对于伴随的关节内病损不敏感。

【鉴别诊断】

1．腋神经损伤

通过上肢感觉运动查体及肌电图可明确诊断。

2．冻结肩

关节主动运动和被动运动均明显受限。

3．肩锁关节炎

过肩锁关节压痛点及熊抱试验等鉴别。

4. 冈上肌钙化性肌腱炎

明确压痛点，X线检查可发现钙化灶。

5. SLAP 损伤

过 O'Brien 试验、Speed's 试验及 MRI 甚至关节镜检查可鉴别。

6. 单纯肩峰撞击

肩关节肌力正常或轻度减弱，MRI 可鉴别。

7. 肱二头肌长头肌腱损伤

Speed's 试验、Yergason 试验，完全断裂时可出现"鼓眼畸形"。

九、急性腰扭伤案

徐某，男，31岁，工人，哈尔滨市人。2022年6月29日初诊。

主诉：腰痛1天，活动受限。

现病史：患者发病前1天晚上在家抬床，不慎扭伤腰部，当即腰部疼痛难忍，不能行走，俯仰、转侧均受限，遂由救护车送至医院急诊科。腰椎CT显示：第5腰椎、第1骶椎椎间盘轻度（后中央型）膨出；第2腰椎椎体下缘及第3、4腰椎椎体上缘"许莫氏结节"形成；腰椎骨质增生。予酮咯酸氨丁三醇注射液肌内注射、甘露醇＋地塞米松磷酸钠注射液静脉滴注后症状未见改善，遂寻求针灸治疗。

查体：腰骶部有明显压痛，肌肉痉挛，不能坐起，腰部活动受限，不敢做前屈、后仰等动作，两侧腰部肌肉紧张，直腿抬高试验阳性。

刻下症：神清，精神疲倦，痛苦面容，腰部疼痛，痛处固定，不能坐起，腰部活动受限，双下肢无乏力、麻木、放射痛，无大小便失禁，舌淡红，苔白腻，脉沉弦。

辅助检查：自备腰椎 CT 显示：第 5 腰椎、第 1 骶椎椎间盘轻度（后中央型）膨出；第 2 腰椎椎体下缘及第 3、4 腰椎椎体上缘"许莫氏结节"形成；腰椎骨质增生。急查血常规、生化 8 项、风湿 3 项未见异常。

既往史：无。

诊断：西医诊断：急性腰扭伤。

中医诊断：腰痛。

经络辨证：督脉病候，足太阳膀胱经病候。

治疗原则：经络辨证，循经取穴，病在下者高取之。

选穴配方：人中穴（水沟穴）、攒竹穴透睛明穴（双侧）、养老穴（双侧）。

操作手法：人中穴，针尖斜向鼻根方向刺入五分深，捻转得气施以泻法，留针。攒竹穴透睛明穴，捻转得气后施以泻法，留针。养老穴，举手旋腕，双手放于胸前，在尺骨小头外缘凹陷处，针斜向肘关节方向刺入 1.5 寸深，得气后，针感向肘关节方向传导，同时嘱患者坐下、站立、走路、向各方向活动腰部，范围由小到大，力度由轻到重。

疗效：针刺后当即患者可以独立站立、坐下、不用扶持。嘱其走路，可以小步行走，并嘱其活动腰部，范围由小到大，自觉腰部疼痛消失。后再令其正常走路、活动，已恢复正常。1 次即愈。

评价：痊愈。

【按语】

本次治疗选用运动针法，是在基础针刺法的基础上配合运动患病部位的一种治法，又叫"动刺法""动留针"。取穴一般少而精，多与远部取穴、循经选穴相结合，相当于古代九刺法中的远道刺。强调患者与医生二者相配合，通过主动或被动运动，调节患者自身阴阳，以达平衡，减轻患处肿胀、疼痛，缓解肌紧张，改善运动功能。

腰部主要由督脉和足太阳膀胱经支配。督脉"起于会阴，并于脊里，上至风府，入络于脑……"足太阳膀胱经"起于目内眦，上额，交颠，入络于脑，还出别下项，夹脊抵腰中……"督脉为阳脉之海，选取易得气、针感强的人中穴（水沟穴），可通督脉经气，振奋阳气，使腰部经脉气机通顺，经络瘀阻得解。留针配合腰部运动，能促进气血运行，引气至病所，缓解局部筋脉拘急，使腰部恢复正常功能。攒竹、睛明均属膀胱经穴，睛明是足阳明膀胱经的起始腧穴，又是手足太阳、足阳明、阴跷、阳跷五脉交会穴，主干沿肩胛内侧、脊柱两旁到达腰部。经脉所过，主治所及，选用睛明直达病所，可激发本经及其他阳经经气，达到活血化瘀、通经活络止痛的目的。攒竹穴在《外科全生集》中有"硼砂点眼法"治疗闪挫、促颈的记载，说明眼周附近穴位具有治疗腰扭伤及落枕的作用。因睛明穴针刺易发生出血、血肿情况，故采用攒竹穴透睛明穴，以循经感传至腰部，使经脉畅通，气血调和，从而消除或减轻腰部疼痛和活动受限症状。阳经郄穴可用于治疗气血两伤的急性痛证，养老作为手太阳小肠经郄穴，主治目视不明、肩背肘臂痛和急性腰痛。又因其为足太阳膀胱经的同名经穴，根据"其脉相通，同气相求"理论，针刺养老穴，可疏通腰部膀胱经经气运行，达到通则不痛的目的。

附：急性腰扭伤

急性腰扭伤是腰部肌肉、筋膜、韧带等软组织因外力作用突然受到过度牵拉而引起的急性撕裂伤，常发生于搬抬重物、腰部肌肉强力收缩时。急性腰扭伤可使腰骶部肌肉的附着点、骨膜、筋膜和韧带等组织撕裂。

【临床表现】

患者伤后立即出现腰部疼痛，呈持续性剧痛，次日可因局部出血、肿胀，腰痛更为严重；也有的只是轻微扭转一下腰部，当时并无明显痛感，但休息后次日感到腰部疼痛。其表现为腰部活动受限，不能挺直，俯、仰、扭转感困难，咳嗽、喷嚏、大小便时可使疼痛加剧。站立时往往用手扶住腰部，坐位时用双手撑于椅子，以减轻疼痛。腰肌扭伤后一侧或两侧当即发生疼痛，有时可以受伤后半天或隔夜才出现疼痛、腰部活动受阻，静止时疼痛稍轻，活动或咳嗽时疼痛较甚。检查时局部肌肉紧张、压痛及牵引痛明显，但无瘀血现象。

【辅助检查】

损伤较轻者：X 线片无异常表现。

损伤严重者：X 线片表现一般韧带损伤多无异常发现，或见腰生理前凸消失。棘上、棘间韧带断裂者，侧位片表现为棘突间距离增大或合并棘突、关节突骨折。

【鉴别诊断】

1. 腰肌扭伤

腰部肌肉在脊柱各节段中最为强大，其主要作用在于维持身体的姿势。坐位或立位时，腰背部肌肉无时不在收缩，以抵抗重力作用于头、脊柱、肋骨、骨盆，不仅控制前屈时身体向下传达的重力，且能恢复直立姿势。除侧方的肌群外，骶棘肌最易受累而引起损伤。其好发部位以骶骨附着点处最常见，其次为棘突旁或横突上的腱膜附着处，而位于肌腹中部的撕裂则较少见。

2. 棘上韧带损伤

棘上韧带是附着在各椎骨棘突上的索状纤维组织，表面与皮肤相连，起保持躯干直立姿势及限制脊柱过度前屈的作用。腰部棘上韧带较强大，但在腰 5～骶 1 处常缺如或较为薄弱，而腰部活动范围较大，故也易造成损伤。

3. 棘间韧带损伤

棘间韧带位于相邻的两个棘突之间，位于棘上韧带的深部。其腹侧与黄韧带相连，背侧与脊肌的筋膜和棘上韧带融合在一起，形成脊柱活动的强大约束。腰部屈伸动作可使棘突分开和挤压，棘间韧带的纤维之间相互摩擦，日久可引起变性。在此基础上，加之外伤因素，棘间韧带可发生断裂或松弛。

4. 腰椎小关节紊乱

每节腰椎均有 3 个关节，即两个后滑膜关节和一个前椎间盘关节。相邻椎体上下关节突的关节面相吻合，构成关节突关节，周围被一层薄而坚的关节囊所包裹，可从事屈伸和旋转运动，起着稳定脊柱和防止椎体滑移的作用。当腰部突然过度前屈并向一侧旋转时，可使关节突关节间隙变大，滑膜进入关节间隙，直腰时将滑膜嵌住，发生急性腰痛。

5. 腰骶关节损伤

人体上半身重量依靠腰骶间的椎间盘和小关节支撑在下半身上，腰骶部是整个脊柱中负重最大的部分。脊柱发生屈曲、后伸和旋转运动时，都作用于关节突关节上，而关节由关节囊、韧带相连，允许一定的活动，但在过伸时遭到牵拉伤、撕裂和半脱位，可导致腰骶关节损伤。另外，腰骶部的异常结构，如隐性脊柱裂、腰椎骶化也是诱发因素。

十、慢性腰痛案

常某，女，57 岁，退休工人，哈尔滨市人。2021 年 6 月 10

日初诊。

主诉：腰痛两年余。

现病史：患者自述两年前无明显诱因出现腰背及臀部酸痛，腰前屈、后仰均疼痛，蹲时间久了，站立直腰疼痛，双腿酸软无力感。睡眠欠佳，心情烦躁。

查体：腰椎生理曲度变直，未见明显侧弯；腰部各方向活动受限。前屈10°，后伸5°，左右侧屈各5°，旋转5°；双侧腰部肌肉紧张，以腰方肌压痛明显，脊柱两侧轻微压痛，无肿胀及色泽变化；直腿抬高试验（-），加强征（-），股神经牵拉试验（-），屈髋屈膝试验（-）。

刻下症：神清，精神可，腰背疼痛，弯腰、起卧及行站时疼痛加重，活动受限，旋前、旋后活动不能，双下肢酸软无力，行走缓慢，无胸闷、心悸，睡眠差，饮食正常，小便频，大便溏。舌质淡红，苔薄白，脉沉细。

辅助检查：自备腰椎CT、MRI示：腰椎退行性改变。腰3/4、腰4/5椎间盘膨出，相应硬膜囊前缘轻度受压。

既往史：无。

诊断：西医诊断：慢性腰痛（腰背筋膜病）。

中医诊断：腰痛。

经络辨证：足太阳膀胱经病候。

治疗原则：经络辨证，循经取穴，配合调神益智法、背俞穴透刺法。

选穴配方：攒竹穴（双侧）、足运感区（双侧）、天柱穴（双侧）、肝俞透胆俞穴（双侧）、脾俞透胃俞穴（双侧）、三焦俞透肾俞穴（双侧）、中膂俞透白环俞穴（双侧）、委中穴（双侧）、情感区。

操作手法：足运感区、情感区运用"经颅针刺刺激疗法"；攒竹穴以得气为度；天柱穴，针尖斜向颈椎方向刺入 1.5 寸深，以得气为度；背俞穴透刺稍加捻转，以针刺部位色泽变红、充血，表现出一条较宽的红线效果最好；双委中穴直刺得气，气至病所，出现向腰部感传即止，疗效显著。

疗效：针刺后腰部转侧运动幅度增大，疼痛明显减轻。针刺结束后腰部可做俯仰、转侧和旋转等动作，坐立自如，共针灸四诊。

评价：痊愈。

【按语】

足太阳膀胱经循行"其直者，从巅入络脑，还出别下项，循肩髆内，夹脊抵腰中，入循膂，络肾，属膀胱……"根据"病在下者高取之"和"住痛移痛取相交相贯之理"的治病原则，取上端攒竹穴，以疏通背部气血，气顺血畅，经脉通而不痛。根据《四总穴歌》"腰背委中求"，针刺委中穴可调节阴阳，理气活血。天柱穴在《甲乙经》中记载"足太阳脉气所发"，又是手足阳经与任督脉交会处，可治"颈项强痛"。从解剖学看，天柱穴位于斜方肌起始部，其下有丰富的神经，针刺后针感持续时间可达 20 小时之久，对颈项痛有明显治疗效果。背俞穴透刺，可改善局部血液循环和致痛因子代谢。这里特别需要指出的是，"足运感区"相当于左右神聪穴，穴位解剖结构下是大脑皮层的旁中央小叶（尿便中枢、下肢的感觉运动中枢），所以这个穴治疗皮层尿便障碍有特殊的疗效。同时治疗腰以下的各种感觉异常也有明显效果，包括疼痛、麻木、烧灼或厥冷等感觉异常。久病则伤神，经曰"上守神，粗守形"，选情感区以调神益智。

附：腰背肌筋膜炎

腰背肌筋膜炎是指因寒冷、潮湿、慢性劳损使腰背部肌筋膜及肌组织发生水肿、渗出及纤维变性而出现的一系列临床症状。

【临床表现】

主要表现为腰背部弥漫性钝痛，尤以两侧腰肌及髂嵴上方更为明显，可见局部疼痛、发凉、皮肤麻木、肌肉痉挛和运动障碍。疼痛特点是晨起痛，日间轻，傍晚复重，长时间不活动或活动过度均可诱发疼痛，病程长，且因劳累及气候变化而发作。查体时患部有明显的局限性压痛点，触摸此点可引起疼痛和放射痛。有时可触到肌筋膜内有结节状物，此结节称为筋膜脂肪疝。

十一、项背筋膜炎案

刘某，女，35岁，银行职员，哈尔滨市人。2021年6月11日初诊。

主诉：后颈与背部疼痛两月余。

现病史：患者两个月前无明显诱因出现颈部及后背疼痛不适，颈部向各个方向活动受限，并伴有明显头痛，夜间疼痛更甚，严重影响睡眠。曾接受按摩、局部理疗、外敷止痛膏，偶尔口服止痛药物等治疗，均未见明显效果。

查体：痛苦面容，精神不振，颈背部广泛压痛，以肩胛间区为甚，肌肉僵硬，偶可触及条索状结节，叩顶试验（－），臂丛神经牵拉试验（－），椎间孔挤压试验（－），旋颈试验（－），腰后伸试验（－），"4"字试验（－），屈膝屈髋试验（－），颈部、腰部活动无受限。

刻下症：背部酸痛，以肩胛间区为甚，劳累后疼痛加重，无颈部、腰部疼痛及活动受限，无发热、咳嗽、咳痰、头晕、头痛、胸闷、胸痛、腹胀、腹痛、腹泻等不适，精神纳眠可，小便正常，大便干。舌质红，苔薄白，脉弦。

辅助检查：自备颈椎 X 线片、MRI 结果示颈椎曲度变直，余无显著改变。

既往史：无。

诊断：西医诊断：项背筋膜炎。

中医诊断：痹病。

经络辨证：足太阳膀胱经病候。

治疗原则：经络辨证，循经取穴，配合背俞穴透刺法。

选穴配方：攒竹穴透睛明穴（双侧）、宁神穴、百会穴、天柱穴（双侧）、大椎穴透陶道穴、大杼穴透风门穴（双侧）、肺俞穴透厥阴俞穴（双侧）、肩井穴（双侧）。

操作手法：攒竹穴透睛明穴，稍微捻转，以得气为度；宁神穴、百会穴运用"经颅针刺刺激疗法"；双天柱穴斜向颈椎方向刺入 1.5 寸深，得气后施以泻法；双肩井穴针尖斜向肩胛骨方向刺入 1.5 寸深，捻转得气，切勿直刺；背俞穴透刺，捻转得气，以局部变红充血，表现出一条较宽的红线效果最好。

疗效：即刻见效，针刺攒竹穴得气后令患者活动颈部，疼痛立即减轻，活动范围明显增大。第 1 次针灸结束后患者当即感觉颈部及后背有松快感，并可向各方向小幅度转动，疼痛消失，患者面部呈现愉悦轻松感。后继续接受针灸治疗，5 次后各种症状均消失，颈部活动自如，颈部及后背无不适感。

评价：痊愈。

【按语】

本病病因与久坐劳损、伤肌、伤神有关，中医学认为，久坐则伤肉，久立则伤骨，久行则伤筋，久卧则伤气。本病辨病位在足太阳膀胱经，其"起于目内眦，上额交颠，从颠入络脑，还出别下项"。本案选择攒竹穴，取病在下取之上之意。该穴向下刺透睛明穴，有疏通下部经气作用，气通血则行，血行则痛止。在针此穴时，得气令患者活动颈部，疼痛立即减轻，活动范围明显增大，这是循经选穴即刻效果的反应。天柱穴位于斜方肌起始部，其下有丰富的神经，针刺对颈项痛有明显治疗效果。宁神穴、百会穴应用"经颅针刺刺激疗法"，可调神镇静。背俞穴透刺属局部选穴，可疏通背部气血，改善局部肌肉代谢。此方治疗项背、胸腰肌劳损效果极佳。

附：项背肌筋膜炎

项背肌筋膜炎是由外伤、风寒、劳损等导致项背部软组织痉挛粘连，引起项背部广泛性压痛、肌肉僵硬板滞，甚至活动受限的疾病。本病为多发病。

【临床表现】

常表现为局部有压痛点及皮下结节。在颈肩部肌肉起止点，或在皮神经穿出筋膜的出口处有压痛，常见部位为锁骨上窝、提肩胛肌、冈下肌、冈上肌、斜方肌、大圆肌、肱二头肌长短头。同时还可反射性地出现邻近部位痛感。上颈部两侧，尤其在横突处的压痛常可传到枕部或头旁。按压大圆肌压痛点常有手部的窜麻感，有时压痛点敏感，患者往往难以忍受。在颈肩部疼痛处，有时可扪及紧张的筋膜条索或者结节。结节大小多在 5mm×5mm 以下，有时也可触及直径 1cm 左右的"脂肪瘤"样结节。

【实验室检查】

有些患者可以有血沉加快、抗"O"增高等现象，但阳性发现并不多。

本病诊断并不困难。根据其急性发作史、广泛疼痛及诸多压痛点，或慢性病且急性发作情况即可作出诊断。

十二、右手腕关节挫伤案

张某，男，25岁，在读研究生，黑龙江省人。2021年7月20日初诊。

主诉：右手腕疼痛，活动不能。

现病史：患者中午饭后与同学打球，投球时不慎摔倒，右手着地，右手腕疼痛，活动不能。患者用左手托着右手腕去医院骨科就诊，医生经过简单查体怀疑骨折，建议拍X片或CT。当时同学建议找老师看看，能不能针灸。

查体：右腕关节各方向活动不能，局部压痛明显，无明显肿胀，手指伸屈尚可，但牵扯手腕部疼痛。

刻下症：腕关节疼痛，活动受限，精神尚可，睡眠一般，饮食如常。舌红，苔薄白，脉涩。

既往史：无。

诊断：西医诊断：右手腕关节挫伤。

中医诊断：痹病。

经络辨证：手少阳三焦经病候。

治疗原则：经络辨证，循经取穴，循本首尾取穴法。

选穴配方：丝竹空穴（患侧）、中渚穴（患侧）

操作手法：丝竹空穴透太阳穴，小幅度快速捻转1分钟，得气后施以泻法。中渚穴，针刺向病灶方向刺入1.0寸深，捻转得气，使针感向上传导，速刺不留针。出针后令患者活动手腕。

疗效：针刺后，患者可以小幅度上下活动，并感觉不再疼痛，令其用手扶桌敢用力了。丝竹空穴再次行针后，嘱其腕部大幅度增加活动，并用力，均感不痛，各方向转动灵活。1 次即愈。

评价：痊愈。

【按语】

本案病史清楚，患者因运动致右手腕部挫伤、疼痛致功能障碍，原则上应做 CT 检查以除外骨折，但最开始选择针灸治疗无效也不会影响病情。我们反复检查疼痛部位，手腕中央相当"阳池穴"部位压痛明显。阳池穴是手少阳三焦经原穴，本病是手少阳三焦经受损而导致腕部气血瘀阻、脉络不通所致。手少阳三焦经"起于小指次指之端，上出两指之间，循手表腕（阳池穴部位）"，循经选穴，病在下取之上，病在手取之头，故取丝竹空穴（手少阳三焦经穴）引经气上行，气行血亦行，血行痛自止。取中渚穴谓循本首尾取穴法，以增加其疗效，故 1 次而愈。经络辨证治疗之效，如风之吹云、明乎若见苍天，尤其对痛证有立竿见影的效果。

附：腕关节扭伤

腕关节是人体一个非常重要的关节，主要作用是使腕背伸、屈腕及前臂旋转，日常活动或体育运动多有腕关节参与。腕关节扭伤是田径运动中常见的一种运动损伤，特别是手撑地很容易造成腕关节损伤，或在运动中由于腕关节突然用力旋转，致使腕关节过度背伸、掌屈或内收、外展，造成关节韧带、筋膜撕裂。

【临床表现】

腕关节扭伤一般多有外伤史或劳累史，可分为急性损伤和慢性损伤。慢性损伤诸如腕关节负荷过重、活动过频；急性损伤诸如跌仆手掌撑地、腕部活动不当、暴力直接打击等造成腕关节韧带、肌腱损伤。急性损伤有外伤史，症状表现为腕部疼痛、肿胀、功能受限、活动时疼痛加剧，局部有明显压痛。慢性损伤一般无明显外伤史，但可有劳损史，症状表现为腕关节乏力或不灵活，疼痛轻微或偶有疼痛，无明显肿胀，一般活动不受影响，做较大幅度活动时，则伤处疼痛。

十三、三叉神经痛案

陈某，女，47岁，干部，哈尔滨市人。2021年7月21日初诊。

主诉：右侧面部发作性剧烈疼痛半年。

现病史：患者半年前无明显诱因右侧脸鼻、耳前、口角部发作性剧烈疼痛，每次发作1分钟左右，疼痛像刀割一样难以忍受，洗脸碰到右眼眶下部位就发作，吃饭咀嚼稍硬一点食物也发作。前往医院治疗，头部CT、MRI检查均未见异常，诊断为原发性三叉神经痛，给予对症治疗，口服卡马西平1片，1日3次。服药后症状明显改善，白天基本不疼，夜里有时在睡眠中疼醒，但服药后自觉头晕、偶有恶心。后卡马西平药量减至1天2片，早晚各1片，维持尚可。后患者自行减药，当减至1片时疼痛又开始频繁发作，半年来一直服药。患者考虑到药物的副作用，想把药物停掉，但用药一停疼痛即发，遂寻求针灸治疗。

查体：痛苦面容，目不欲睁，右侧面部潮红，面颊肿胀，皮肤粗糙，毛孔明显，目赤流泪，触诊右侧眼眶周围皮温较左侧稍高，疼痛拒按，烦躁易怒。神经系统检查阴性，生理反射存在，病理反射未引出，心肺未见异常。血压及眼底检查均正常。右侧人中沟旁有明显的"扳机点"。

刻下症：右侧面部发作性剧烈疼痛如电击，偶有麻木，面目灼热感，进食、说话、张口、触摸面部可诱发，波及眼眶及上颌。

伴头晕、恶心，口渴喜饮，烦躁易怒，纳可，夜寐不安，小便正常，大便干。

辅助检查：自备头部 CT、MRI 片均未见异常。

既往史：无。

诊断：西医诊断：三叉神经痛（第二支）。

中医诊断：面痛。

经络辨证：手阳明经病候、足阳明经病候。

治疗原则：经络辨证，循经取穴。

选穴配方：内庭穴（右侧）、合谷穴（左侧）、百会穴、宁神穴、下关穴（右侧）、四白穴（右侧）、颧髎穴（右侧）。

操作手法：先针内庭穴、合谷穴，得气后施以泻法，使其出现感传（气至病所），然后再针百会穴、宁神穴，得气后应用"经颅针刺刺激疗法"。下关穴（深刺 2.0 寸）得气后采用平补平泻法，颧髎穴可深刺 1.0 寸，四白穴直刺在瞳孔直下 1.0 寸。我们的经验是：选四白穴应在目外眦下 1.0 寸，相当于圆孔、三叉神经第二支入颅的位置，可以深刺至 1.5 寸，得气。得气后通电针疏波，使面部肌肉不自主抽动（称为松解针法），以缓解三叉神经受压而减轻疼痛。

疗效：针第 1 次当天夜里疼痛未发作，未服用药物（针灸前每天晚上睡觉前必须口服 1 片卡马西平）。连续针刺 15 天，其中仅 1 天睡眠中疼醒，口服 1 片药物，自述疼痛程度有所减轻，可以忍受。因为工作忙，后续患者未再前来针灸，随访效显。

评价：显效。

【按语】

三叉神经痛是以三叉神经分布区出现放射性、灼烧样抽掣疼痛为主的疾病，是临床上最典型的神经痛，属于中医学"面痛""面风痛""面颊痛"等范畴。其疼痛特点以突发性闪电、针刺、刀割、火灼样剧痛为主，可伴有流泪、流涎、流涕、面部潮红、面肌抽搐等症状，可持续数秒到数分钟，发作次数不定，间歇期无症状，常因吞咽、说话、刷牙、洗脸、遇冷、情绪激动等诱发。

由于三叉神经在面部分布的区域不同，疼痛部位也不同。以经络循行结合现代解剖学分析：第一支为眼神经支，由眶上裂出颅，故眼部痛主要是三叉神经第一支痛，属足太阳经，此区域疼痛时可选取攒竹透鱼腰穴。第二支为上颌支，从圆孔出颅；第三支为下颌支，从颏孔（卵圆孔）出颅，故上、下颌痛为三叉神经第二、三支痛，分属手太阳和手、足阳明经脉病证。上颌支（第二支）分布区域发生疼痛可取四白、颧髎，其中针刺四白时应注意四白穴位的针刺应该在原四白穴外方，否则针刺不能进入圆孔；下颌支（第三支）分布区域发生疼痛可取夹承浆、下关、颊车。

根据中医经络走行："督脉……上至风府，入脑，上颠，循额至鼻柱"。脑为元神之府，可以调节全身脏腑功能，促进全身气血津液的运行，所以刺激脑部穴位有激发正气、疏通经络的作用，可促进人体阴阳和合。百会为手足三阳经与督脉之会，后世多用此穴治疗头部诸病。此穴还可以扶助正气，使全身气血津液充足。运用经颅重复针刺法针刺宁神、百会穴，可通过积累高频率的刺激，产生生物磁场，深透颅骨达到大脑皮层处。这种刺激可以有效抑制皮层细胞的兴奋性，从而缓解疼痛症状。合谷为手阳明大肠经的原穴，大肠经经脉循行上达面部，取之体现了"经脉所过，主治所及"的原则。《玉龙歌》云："头面纵有诸般证，一针合谷效通神。"合谷作为远端取穴，对表证及头面之疾具有极好的治疗作用，针之可增强疏通面部经络气血的力量，从而起到疏风散邪、通络止痛、平衡气血阴阳之效。下关、四白、颧髎穴均为足阳明胃经穴，为近端取穴，体现了"腧穴所在，主治所能"的原则。从现代解剖学看，下关位于颧骨弓下，与上关相对应，司牙齿开合，故名"下关"，主治牙齿、眼、耳、偏风诸症。内庭为足阳明胃经荥穴，"荥主身热"，而阳明经为多气多血之经，因此针刺该穴具有泄热通腑、安神止痛的作用。另外，胃经上循于头面，可发挥腧穴的远治作用。《证治准绳》曰"面痛皆属火"，认为阳明经络受风毒传入，经络血凝不行，因此合谷与内庭合用，为同名阳明经配穴原则的体现，具有同气相求、加强清泄阳明经热之功。

附：三叉神经痛

三叉神经痛为局限于三叉神经分布区的一种反复发作性、短暂性、阵发性剧烈疼痛。根据病因和发病机制，本病可以分为原发性三叉神经痛和继发性三叉神经痛。原发性三叉神经痛的病因和发病机制尚不清楚，多数认为病变位于三叉神经半月节及其感觉神经根内，也可能与血管压迫、岩骨部位骨质畸形等对神经的机械性压迫、牵拉和营养代谢障碍等有关。继发性三叉神经痛的病因较为明确，主要由脑桥小脑角（CPA）及其邻近部位肿瘤、炎性反应、外伤和三叉神经分支病变所致。准确区分原发性与继发性三叉神经痛是临床选择正确治疗方法的重要前提。

【临床表现】

根据疼痛症状，三叉神经痛可分为典型三叉神经痛和非典型三叉神经痛。原发性三叉神经痛多为典型三叉神经痛，好发于40岁以上人群；继发性三叉神经痛多为非典型三叉神经痛，好发于40岁以下人群。临床实践中单纯根据上述特点鉴别诊断原发性与继发性三叉神经痛是远远不够的，常规头部 CT 和 MRI 检查不可或缺，对于鉴别诊断表现为非典型三叉神经痛的原发性三叉神经痛与表现为典型三叉神经痛的继发性三叉神经痛具有重要价值。

【辅助检查】

三叉神经痛患者术前应常规行影像学检查，包括头部 CT 和 MRI，以鉴别诊断原发性与继发性三叉神经痛。对于诊断为原发性三叉神经痛的患者，微血管减压术前应行头部 MRI 检查，以了解三叉神经根周围血管与三叉神经后根之间的解剖学关系，但无法确定责任血管。

【鉴别诊断】

原发性三叉神经痛与继发性三叉神经痛的鉴别诊断可从以下 4 个方面进行。

（1）三叉神经反射电生理学检测有助于诊断原发性三叉神经痛。

（2）存在三叉神经分布区感觉减退或双侧同时发病，可能是继发性三叉神经痛。但是由于特异性较差，不存在上述特征的患者也不能排除继发性三叉神经痛。

（3）术前影像学检查（包括头部 CT 和 MRI）有助于明确诊断继发性三叉神经痛；而对于原发性三叉神经痛，术前影像学检查（包括头部 CT 和 MRI）并不能明确诊断或排除是否存在责任血管压迫，但仍推荐三叉神经痛患者术前行影像学检查。

（4）发病年龄较早，异常三叉神经诱发电位，药物治疗效果欠佳，三叉神经眼支分布区疼痛并不提示原发性三叉神经痛。

由此可见，电生理学和影像学检查对鉴别诊断原发性与继发性三叉神经痛具有重要意义。临床上应注意与原发性三叉神经痛相鉴别的疾病主要包括继发性三叉神经痛、牙痛、三叉神经炎、舌咽神经痛和蝶腭神经痛等。熟练掌握上述疾病的特征，可以有效诊断与鉴别诊断三叉神经痛。

十四、带状疱疹性三叉神经痛案

明某，男，68岁，干部，哈尔滨市人。2010年3月15日初诊。

主诉：右侧前额连及颞部疼痛1月余。

现病史：患者1个月前无明显诱因右侧前额部突感疼痛，当时并未在意，自行口服去痛片治疗，两天后前额部出现成簇的粟粒状丘疹伴水疱，不敢碰触。随后疱疹呈片状分布于右侧前额部、额部及颞部，遂至医院就诊，给予更昔洛韦、炎琥宁等药物静点治疗，疱疹日渐消退，但右侧前额连及颞部疼痛尤甚，为求针灸治疗来诊。

查体：右侧眼目外眦充血、色红，按压右侧面部软组织较左侧僵硬。右侧前额部、额部、颞部疱疹后遗留皮色晦暗，右侧三叉神经第一支支配区感觉过敏。

刻下症：痛苦面容，目不欲睁，目赤流泪，右侧前额连及颞部皮肤存在持续性异常疼痛、麻木并有紧束感，烦躁易怒，睡眠差，情绪低落，饮食尚可，二便正常。舌质淡，苔白，脉紧。

既往史：无。

诊断：西医诊断：带状疱疹性三叉神经痛。

中医诊断：面痛。

经络辨证：手足阳明经病候、足太阳经病候、足少阳经病候。

治疗原则：经络辨证，循经取穴。

选穴配方：内庭穴（右侧）、合谷穴（右侧）、申脉穴（右侧）、外关（右侧）、百会穴、宁神穴、阳白穴透鱼腰穴（右侧）、瞳子髎穴（右侧）。

操作手法：先针内庭穴、合谷穴、外关穴，得气后施以泻法，使其出现感传（气至病所）。然后再针百会穴、宁神穴，得气后应用"经颅针刺刺激疗法"。阳白穴透鱼腰穴、瞳子髎穴深达1.0～1.5寸，施以疗法后，使针感扩散至整个前额部及颞部，得气采用泻法。

疗效：针第1次疼痛缓解，自述疼痛可以忍受。针第3次疼痛明显缓解，针第4次疼痛基本消失，共针灸7次。

评价：痊愈。

【按语】

眼部带状疱疹是较为常见和严重的眼睑皮肤病变，在三叉神经分布区域发生，伴炎性成簇疱疹，病变局限于一侧，多发生于老年人或体弱者。该病常引起眼部并发症，以浅层角膜炎、虹膜睫状体炎较常见，也可并发结膜炎、巩膜炎、青光眼睫状体炎综合征，甚至并发视网膜病变、视神经炎及青光眼，但较少见。故治疗之前当请眼科会诊，以排除眼部疾患，慎防误诊。

本次治疗在经脉选用方面，以足阳明胃经、足少阳胆经、手阳明大肠经为主。《张氏医通》中说："面痛，不能开口言语，手触之即痛，此阳明经受毒，传入经络，血凝滞而不行。"说明本病多因阳明经气血闭阻所致，且阳明经为多气多血之经，主于面。因此，治疗时应以阳明经穴为主。此外，手足阳明经、足少阳经取穴，可激发经气直达病所，疏通面部痹阻经脉。故根据本案患者面痛部位归属足太阳经，选申脉穴，因疼痛波及颞部，搭配瞳子髎、外关穴，并根据脑为元神之府，可以调节全身脏腑功能，促进全身气血津液运行，故通过刺激百会、宁神，达到调节神志、激发正气、疏通经络、"神安则痛减"的作用。根据现代解剖学三叉神经面部分布，第一支为眼神经支，由眶上裂出颅，故选取阳白透鱼腰穴。

附：三叉神经带状疱疹后遗神经痛

三叉神经带状疱疹后遗神经痛是由带状疱疹导致的三叉神经一个或多个分支支配区域单侧面部出现持续性或反复发作的疼痛，典型疼痛表现为烧灼样疼痛伴瘙痒感。三叉神经带状疱疹后遗神经痛又称带状疱疹性三叉神经痛、带状疱疹后三叉神经痛、头面部带状疱疹后三叉神经痛等，10%～15%的带状疱疹会累及三叉神经。三叉神经受累是患者发生带状疱疹后神经痛（postherpetic neuralgia，PHN）的危险因素之一。关于PHN的病程目前仍有争议，国外学者认为病程需超过3个月，而病程1～3个月为亚急性期。国内部分学者主张皮疹愈合后疼痛超过1个月即诊断为PHN。三叉神经带状疱疹后遗神经痛往往出现严重的头面部神经病理性疼痛，患者疼痛程度剧烈，并伴随局部皮肤瘙痒、痛觉过敏、痛觉超敏及感觉异常，疼痛可长达数年至数十年。

【临床分型】

三叉神经躯体感觉神经纤维胞体位于三叉神经半月节内，其周围突可分为眼神经、上颌神经及下颌神经三个分支。因此可根据皮损部位及三叉神经分支不同进行临床分型。研究表明，三叉神经带状疱疹后遗神经痛以三叉神经眼支（即第1支）受累最为多见，也可累及上颌支或下颌支，部分患者会出现两个或3个三叉神经分支同时受累。根据受损皮肤浅感觉变化还可分为激惹型、麻痹型、混合型和无激惹型。

十五、基底动脉型偏头痛案

梁某，男，46岁，职员，哈尔滨市人。2011年7月16日初诊。

主诉：后头部剧烈疼痛1月余。

现病史：患者 1 个月前突发剧烈后头痛，伴有项部发硬、恶心、呕吐、眩晕，以蛛网膜下腔出血收入院治疗，经腰穿和头 CT 检查未发现明显异常。西医给予脱水、镇静等常规治疗，病情仍未缓解，为此患者寻求针刺治疗。

查体：神情语利，头部沿太阳经走行有多处压痛，颈项部肌肉紧张，余未见神经系统阳性体征。

刻下症：头痛如裂，枕部疼痛最重，紧束感明显，呈阵发性加重，遇寒加重，头部不敢转动，动则痛甚，伴烦躁焦虑，失眠多梦，饮食差。舌红，苔薄白，脉弦。

辅助检查：腰穿和头 CT 检查未发现明显异常。

既往史：无。

诊断：西医诊断：基底动脉型偏头痛。

中医诊断：头痛。

经络辨证：足太阳经病候。

治疗原则：经络辨证，循经取穴。

选穴配方：申脉穴（双侧）、百会穴、宁神穴。

操作手法：首选申脉，得气后施以泻法，使其出现感传（气至病所）。然后再针百会穴、宁神穴，得气后应用"经颅针刺刺激疗法"。

疗效：针第 1 次疼痛消失，余症明显好转，连续针刺 5 次痊愈。追访至今，再未复发。

评价：痊愈。

【按语】

本案患者后头部剧烈疼痛为足太阳经病候。足太阳膀胱经之脉，"起于目内眦，上额，交颠……其支者，从颠入络脑，还出别下项，循肩膊内，夹脊抵腰中"，后头与项背部皆为足太阳之循行分布，所以首选申脉治疗。同时，百会即"百脉之会"，位于颠顶部，人体最高处，主一身之阳，又属"三阳五会"，即手足太阳经、少阳经、阳明经与足厥阴肝经、督脉在此交会，所属督脉与各经脉相通。百会具有醒脑开窍、疏风止痛的作用，可以治疗头部诸病。《针灸大成》云"头痛眩晕百会好"，故配合调神止痛的百会、宁神可以调节大脑功能，达到安神镇静的效果。

附：基底动脉型偏头痛

基底动脉型偏头痛又称伴有脑干先兆的偏头痛，是偏头痛的一种特殊类型，属中医学"头风""偏头痛""夹脑风"等范畴，为神经内科常见病。本病多见于儿童和青春期女性，多有家族史，可因精神、情绪激动、视觉疲劳、劳累、睡眠不足而诱发，严重影响人的正常工作和生活。

【临床表现】

发作前可出现短暂性双侧视觉障碍（闪光、暗点、双侧视力模糊或全盲等）、复视、眩晕、耳鸣、构音障碍、口周或舌麻木、肢体麻木、共济失调等先兆症状，一般持续20～30分钟，严重者可出现短暂性定向力及自主活动丧失、晕厥或精神错乱等意识障碍。

偏头痛发作常出现在先兆期之后，头痛主要位于枕部，为双侧搏动性头痛，可向后颈部放射，常伴恶心呕吐，可持续数小时或数日。大部分头痛发作频繁，可每周数次，间隔规律不一。少数患者伴发短暂局限性或全身性癫痫发作。

【辅助检查】

可采用脑电图进行检查。发作时可见枕部慢波，可为阵发性，也可持续数天或数周恢复正常，中间休息时没有异常，脑部CT及MRI等影像学检查可排除器质性病变。

十六、丛集性头痛案

赵某，男，39 岁，职员，哈尔滨市人。2021 年 8 月 12 日初诊。

主诉：头痛 10 余年。

现病史：患者头痛 10 余年，几乎每年发作 1～2 次，每次头痛发作持续时间 1 个月左右，采用多种方法治疗（具体不详），均未控制发作。神经系统常规检查未发现明显异常，曾诊断为丛集性头痛。

查体：两侧眼球结膜充血、流泪，右侧鼻塞、流涕，恶心欲呕等。

刻下症：神情焦虑，精神欠佳，头痛剧烈，呈剧烈样钻痛、刺痛，部位不固定，伴有两侧眼眶周围胀痛，伴有恶心欲呕，口干口苦，心烦易怒，睡眠差，饮食如常，二便正常。舌暗，苔白腻有齿痕，舌下络脉曲张，脉弦数。

辅助检查：颅脑 MRI 检查未见明显异常。

既往史：既往体健，无头部外伤史，无手术史。

诊断：西医诊断：丛集性头痛。

中医诊断：头痛。

经络辨证：多经病候。

治疗原则：经络辨证，循经取穴。

选穴配方：太冲穴（双侧）、足临泣穴（双侧）、昆仑穴（双侧）、足三里穴（双侧）、三阴交穴（双侧）、内关穴（双侧）、神门穴（双侧）、百会穴、宁神穴。

操作手法：昆仑穴、太冲穴、足临泣穴、内关穴得气后施以泻法，使其出现感传（气至病所）；足三里穴、三阴交穴、神门穴得气后施以补法，然后再针百会穴、宁神穴，得气后应用"经颅针刺刺激疗法"。

疗效：针第 3 次疼痛缓解，余症好转，连续针刺 1 个月痊愈。随访至今，再未发作。

评价：痊愈。

【按语】

本案患者系头痛部位不固定，所以从经络辨证角度归属于多经头痛，选取足厥阴肝经太冲穴、足少阳胆经足临泣穴、足太阳膀胱经昆仑穴，施以泻法，以疏通经络，行气止痛。患者因郁怒而致肝失疏泄，郁而化火，日久肝阴亏虚，肝阳失敛上亢致清窍受伤，脉络失养而致头痛。依据经络辨证，选取足厥阴肝经及足少阳胆经要穴太冲及足临泣穴。太冲为足厥阴肝经的腧穴、原穴，用以增强平肝潜阳、安神止痛之效。足临泣为胆经腧穴，《灵枢·顺气一日分为四时》载"病时间时甚者，取之输"，偏头痛作为反复发作性疾病，当取之。此穴又为八脉交会穴，连通带脉，通过足少阳胆经"过季胁"，通带脉，与阳维脉相合于目外眦、耳后等疼痛部位。两穴合用，可增强疏通经脉之功。百会穴首见于《针灸甲乙经》，其位居颠顶部，为督脉之要穴，诸阳之会，各经经气汇注之处，可网络诸经，连通脏腑，贯通内外，调和阴阳，调整周身气血。百会穴又为"一身之宗，百神之会"，故亦有安神健脑益髓之功。现代研究显示，针刺百会可增加海马与额叶、顶叶之间脑网络的功能连接。百会穴配合宁神穴可安神镇静，"神安则痛减"。

附：丛集性头痛

丛集性头痛是所有头痛中比较严重的一种，是指在某个时间内突然出现的一系列剧烈头痛。疼痛部位多位于一侧眼眶或额颞部，头痛侧伴有结膜充血、流泪、面部出汗、眼睑水肿、烦躁不安等现象。此类疼痛通常无相关前兆，属于非搏动性剧痛，具体病因目前尚不明确，可能与血管功能障碍有关。全球患病率约为0.12%，年患病率为0.05%，多见于20～40岁的青年人，男性发病率为女性的4～5倍，一般无家族史。

【临床表现】

发作时无先兆，头痛固定于一侧眼及眼眶周围。发作多在晚间，初感一侧眼及眼眶周围胀感或压迫感，数分钟后迅速发展为剧烈胀痛或钻痛，并向同侧额颞部和顶枕部扩散，同时伴有疼痛侧球结膜充血、流泪、流涕、出汗、眼睑轻度水肿，少有呕吐。大部分患者发作时病侧出现 Horner's 征。头痛时患者十分痛苦，坐卧不宁，一般持续15分钟到一个半小时，此后症状迅速消失，缓解后仍可从事原有活动。头痛呈丛集性发作时，可每天发作1次至数次，每天大约在相同时间发作，有的像定时钟一样，几乎在恒定的时间发作，每次发作症状和持续时间几乎相同。丛集性头痛发作可持续数周乃至数月后缓解，一般1年发作1～2次，有的患者发病有明显的季节性，以春秋季多见。缓解期可持续数月至数年。本病60岁以上患者少见，提示其病程有自行缓解倾向。慢性丛集性头痛极少见，占丛集性头痛不足10%，可以由发作性丛集性头痛转为慢性，也可以自发作后不缓解而呈持续性发作。慢性丛集性头痛的临床症状与发作性丛集性头痛相同，症状持续发作1年以上，或虽有间歇期，但不超过14天。

【辅助检查】

1. 颅脑 CI 或 MRI

可排除颅内、外引起头痛的器质性疾病。MRI 显示发作期同侧下丘脑灰质激活。

2．组胺试验

可诱发典型疼痛即可诊断。

【鉴别诊断】

1．偏头痛

丛集性偏头痛发作与典型偏头痛容易鉴别，但是与非典型性偏头痛常不易鉴别。普通型偏头痛发作时，部分患者有视觉障碍或其他血管痉挛的表现。头痛常是普遍性而不限于一侧，也没有连续和密集发作的特点。面部偏头痛，有些患者头痛的部位虽然在面部或与丛集性头痛的部位一样，但疼痛一般较轻，持续时间较长。

2．血管性头痛

丛集性头痛发病机制是患者头痛时头颅外动脉扩张现象，因此传统上列为血管性偏头痛特殊类型。但本头痛与内分泌紊乱无明显关系，更年期发作不见减少，发作时血浆中 5– 羟色胺并不减少，而组胺升高，乃颈部血管对组胺超过敏反应所致。紧张、饮酒、服用硝酸甘油可以诱发，亦有人认为缺氧也可以诱发。

【并发症】

发作时多伴有患侧鼻塞、流涕、流泪、结膜充血。由于长期头痛，患者会出现情绪抑郁、性格改变等精神症状。

十七、偏头痛案

郑某，男，30 岁，学生，哈尔滨市人。2021 年 9 月 16 日初诊。

主诉：右眼内眦部位疼痛引发右侧偏头痛多年。

现病史：患者以右眼目内眦处疼痛引发右侧偏头痛多年，每年发作数次，发无定时。常因感冒、休息不好或生气等因素而诱发，每次发作前出现眠差、恶心呕吐等先兆症状，之后频繁发作。

血常规、脑电图、经颅多普勒超声检查均无异常。脑血流图示右侧大脑血流量较左侧略少。头部CT、MRI示无显著改变。常年口服镇痛剂（去痛片、西比灵等）药物治疗，开始服药时症状可以缓解，但近年来，疼痛每日频发，呈进行性加重，持续时间较长，令患者难以忍受，口服中西药物治疗，疗效不佳，亦曾出现过发作性失神症状。

查体：痛处皮肤无红肿，皮温不热，疼痛发作时结膜无充血、流泪，右侧目内眦可触及血管搏动，按压右眼目内眦睛明穴处局部疼痛缓解，右眼能够睁开。

刻下症：右眼目内眦处疼痛剧烈，右侧头部胀痛，不敢睁眼及活动颈部。精神欠佳，睡眠差，饮食尚可。舌淡红，苔薄白，脉弦紧。

辅助检查：血常规、脑电图、经颅多普勒超声检查均无异常；脑血流图示右侧大脑血流量较左侧略少。头部CT、MRI示无显著改变。

既往史：无。

诊断：西医诊断：偏头痛。

中医诊断：偏头痛。

经络辨证：足少阳胆经病候。

治疗原则：经络辨证，循经取穴。

选穴配方：足临泣穴（右侧）、外关穴（右侧）、丝竹空穴透太阳穴（右侧）、攒竹穴（右侧）、头维穴（双侧）、完骨穴（双侧）、百会穴、宁神穴

操作手法：足临泣穴、外关穴、丝竹空穴透太阳穴、攒竹穴得气后施以泻法，使其出现感传（气至病所），头维穴、完骨穴得气后施以平补平泻法，然后再针百会穴、宁神穴，得气后应用

"经颅针刺刺激疗法"。

　　疗效：针第1次疼痛明显好转，连续针刺7次痊愈。

　　评价：痊愈。

【按语】

　　本案患者由经络辨证可知，"足少阳胆经之脉，起于目锐眦，上抵头角，下耳后，循颈，行手少阳之前"，属少阳经头痛，首选足临泣与外关穴。两者属同名经，不仅经脉相连，会于头面，且经气相通，同气相求，在治疗上互相搭配，可达同一治疗目的。同时外关穴为手少阳三焦经络穴，是八脉交会穴之一，通于阳维脉，临床治疗偏头痛多选取少阳经穴，能够疏泄肝胆经气，通络止痛，使气血阴阳调和。取外关穴，体现了远近配穴和上下配穴的按部配穴方法。太阳穴是独立于十二正经之外的治疗偏头痛的经外奇穴，此穴临近少阳经，在侧头部的循经之处，可兼治少阳经病变。该穴位下有丰富的神经和浅动静脉分布，针刺此穴可达到疏通局部气血的目的。丝竹空为手少阳三焦经穴，位于眉梢。少阳三焦居半表半里，是气血津液运行和出入的重要通道，人体左右两侧的气血可经由三焦流通分布。针刺此穴时，针尖朝向太阳穴方向，可经由此穴通达透彻，扩大针刺治疗范围，透邪通经止痛。头维位于头部额角发际之上，为足阳明、足少阳与阳维的交会穴，位于足阳明穴中的最高处，气通三焦。此处分布有颞浅动脉、静脉额支、耳颞神经、面神经颞支，针刺此处可疏风清热，通络止痛，清利头目。攒竹、完骨为局部取穴，特别是偏头痛发作期，其病机多为气机阻滞，即"不通则痛"，故治疗上，配合行气止痛要穴——太冲穴，疗法多采用泻法，可获捷效。病久易致情志不畅，郁久扰神，使病情加重，故取百会穴、宁神穴可安神定痛。配局部腧穴，以疏通经络，调和气血。在临床上运用经络辨证治疗各种头痛，只要辨证准确，都可达到事半功倍的效果。

附：偏头痛

偏头痛是一种常见的慢性神经血管性疾病，以反复发作的一侧或双侧搏动性头痛为特点，发作时多有自主神经症状，如恶心呕吐、面色苍白、心率及呼吸增快、胃肠道功能紊乱等。

偏头痛属于中医学"头风"范畴，以反复发作，或左或右，来去突然的剧烈头痛为主要表现，有时表现为周期性呕吐或腹痛。本病在中医古代文献中多被称为"偏头风""偏正头风""偏头痛""偏正头痛""头偏痛""偏头风痛""头半寒痛""脑风"等。

流行病学调查显示，偏头痛呈一种分布不均衡的高发状态，西方国家发病率较高，欧美国家为每 10 万人 1500～2 000 人发病，中国为每 10 万人 732.1 人发病；女性发病率高于男性，常与月经周期有关，国外男女比例为 1.2：3，中国为 1：4。偏头痛可发生于任何年龄，多在儿童期和青春期起病，首次发作在青春期附近有一高峰。中青年期（40 岁左右）达发病高峰，以后逐渐下降。患病年龄，国外以 25～45 岁多见，国内以 20～45 岁多见。偏头痛是第六大常见疾病，是全球残疾的主要原因之一，按伤残损失健康生命年（years of life lived with di-sability，YLDs）计算，偏头痛为第 2 位致残性疾病，在中国为第 5 位致残性疾病。

【临床特征】

1. 病史

偏头痛具有家族发病倾向，2/3 的病例有家族遗传因素。与无先兆偏头痛相比，遗传因素在有先兆偏头痛中表现得更为明显。母亲的遗传因素强于父亲。双亲患有偏头痛者，子女的发病率为 75%；近亲有偏头痛者，发病率为 50%；远亲有偏头痛者，发病率为 20%。

偏头痛具有显著的性别差异，在青春期之前，受到偏头痛影响的男童比女童要稍多，但在此之后，受到偏头痛影响的女性则比男性要多出 2～3 倍。通常在怀孕期间，偏头痛的影响会减弱。

2. 症状及体征

偏头痛通常是局部、反复发作和自限性的严重头痛，并伴有自主神经系统的相关症状。偏头痛发作可分为前驱期、先兆期、头痛期和恢复期，但并非所有患者或所有发作均具有上述四期。同一患者可有不同类型的偏头痛发作。

（1）前驱期：前驱症状，即在头痛发作几小时前甚至几天前出现的症状，约见于 60% 的偏头痛患者，包括患者出现易激惹、情绪变化、疲倦、特别希望吃到某种食物、反复哈欠、活动少、肌肉僵硬（特别是颈部肌肉）、便秘或腹泻、对某种气味或噪音敏感等。无论有无偏头痛均有可能出现这些症状，但常被患者忽略。

（2）先兆期："先兆"是指头痛发作之前出现的可逆的局灶性脑功能异常症状，可为视觉性、感觉性、运动性或语言性。多数患者先兆期没有明显症状，只有少数患者有先兆症状。先兆症状可持续数分钟到 1 小时，复杂性偏头痛的先兆期可持续较长时间。有些患者只有先兆症状而无头痛发作，即为偏头痛等位症。先兆症状主要包括：①视觉先兆：最为常见，典型表现为闪光性暗点，如注视点附近出现"之"字形闪光，并逐渐向周边扩展，随后出现"锯齿形"暗点；有些患者可能仅有暗点，而无闪光；其他先兆还有畏光、视幻觉、水波纹、城垛形、视野缺损、视物变形、物体颜色改变、同向性偏盲等，可持续 20～30 分钟。②感觉先兆：表现为以面部和上肢为主的针刺感、麻木感或蚁行感。先兆期其他症状较少出现，如眩晕、偏身力弱、失语或难以分类的语言障碍、肢体协调困难等。

（3）头痛期：约60%的头痛发作以单侧为主，可左右交替发生，约40%为双侧头痛。头痛多位于颞部，也可位于前额、枕部或枕下部。偏头痛的头痛有一定的特征，程度多为中至重度，性质多样，但以搏动性最具特点。头痛常影响患者的生活和工作，行走、登楼、咳嗽或打喷嚏等简单活动均可加重头痛，故患者多喜卧床休息。偏头痛发作时，常伴有食欲下降，约2/3的患者伴有恶心，重者呕吐；尚可伴有感知觉增强，表现为对光线、声音和气味敏感，喜欢黑暗、安静的环境。其他较为少见的表现有头晕、直立性低血压、易怒、言语表达困难、记忆力下降、注意力不集中等。部分患者在发作期会出现由正常的非致痛性刺激所产生的疼痛。成年人的头痛时间通常持续4～72小时，持续状态可数天不缓解，儿童的头痛持续时间通常少于1小时。头痛发作频率因人而异，有的人可能一生只发生几次，有的人则可能1周发作好几次，平均每个月1次。

（4）恢复期：头痛在发作后可自行缓解，表现为头痛在发作一定时间后突然停止。但患者还可出现一些后遗症状，如疲劳、倦怠、易怒、不安、食欲差、注意力不集中、头皮触痛、欣快、抑郁或其他不适，这些症状往往会持续数天。

十八、紧张性头痛案

李某，男，60岁，干部，哈尔滨市人。2021年8月25日初诊。

主诉：头痛1年，加重数日。

现病史：患者因工作紧张，近1年来常感头痛。头痛发作时，以双枕部尤甚，呈持续性钝痛，紧箍感或重压感，无恶心、呕吐，时常感觉肩项部僵硬不适，口服诸多中西药物治疗（具体用药不详），效果欠佳。

查体：颈项部肌肉紧张，局部风池穴处压痛明显，右侧为甚。

刻下症：近日因长时间坐在电脑前工作后，头痛加重，头痛如裂，不敢活动头部，枕部疼痛最重，动则痛甚。精神欠佳，睡眠差，纳差，二便正常。舌红，苔薄白，脉弦。

辅助检查：颅脑 MRI 未见异常。

既往史：无。

诊断：西医诊断：紧张性头痛。

中医诊断：头痛。

经络辨证：足太阳膀胱经病候。

治疗原则：经络辨证，循经取穴。

选穴配方：申脉穴（双侧）、后溪穴、风池穴（双侧）、太阳（双侧）、百会穴、宁神穴。

操作手法：首选申脉穴、后溪穴，得气后施以泻法，使其出现感传（气至病所）；双侧风池、太阳得气后用泻法，然后再针百会穴、宁神穴，得气后应用"经颅针刺刺激疗法"。

疗效：针第 1 次疼痛明显好转，连续针刺 6 次痊愈。

评价：痊愈。

【按语】

导致紧张性头痛的原因主要有繁重的学习和工作压力造成的精神紧张、情绪异常以及睡眠严重不足等，因脑血管供血发生异常，引起脑血管痉挛，从而导致头痛。西医学治疗本病通常应用非甾体抗炎药、三环类抗抑郁药及心理疗法等。

根据经络辨证"上病下取"的原则，取申脉穴、后溪穴，疏导太阳经脉瘀阻之经气。风池穴，《针灸大成》中载"主洒淅寒热，伤寒温病汗不出，目眩苦，偏正头痛"，可见自古以来，风池穴就是治疗偏头痛的要穴。现代研究显示，针刺风池穴可改善脑血流量，下调中央导水管周围灰质（GAG）区的 5- 羟色胺 7（5-HT7）受体的表达，降低其外周血 CGRP 及 SP 含量，从而治疗偏头痛。同时，风池合太阳又被称为"头四关穴"，可发挥协同作用。百会是治疗头部诸病之总穴，且位于颠顶部，四周穴位罗布有序，大有百脉朝宗之势，是治疗头部诸病之总穴，配合宁神穴安神定痛。诸穴合用，痛消病愈。

附：紧张性头痛

紧张性头痛又称为肌收缩性头痛，是一种最为常见的原发性头痛，占头痛患者的 70% ～ 80%。作为一过性障碍，紧张性头痛多与日常生活中的应激有关，但如持续存在，则可能是焦虑症或抑郁症的特征性症状之一。

【临床表现】

本病多见于中青年，儿童也可患病，女性略多见。病初症状较轻，以后逐渐加重。紧张性头痛的临床特征是头痛部位不定，头部呈钝痛，无搏动性，头痛位于顶、颞、额及枕部，有时上述几个部位均会疼痛，头痛程度属轻度或中度，不因体力活动而加重，常表现为头顶重压发紧或头部带样箍紧感，另外枕颈部发紧僵硬，转颈时尤为明显，无畏光或畏声症状。少数患者伴有轻度烦躁或情绪低落，不少患者还伴有头昏、失眠、焦虑或抑郁等症状。神经系统检查常无阳性体征，颅周肌肉如颈枕部肌肉、头顶部及肩上部肌肉常有压痛，有时轻轻按揉会感到轻松舒适，脑部CT 或 MRI（磁共振成像）多无异常，不伴有高血压及明显的耳鼻咽喉等疾病。

【检查方法】

1. 脑电图、肌电图检查。

2. 眼科特殊检查。

3. 放射性核素（同位素）检查、X线检查、核磁共振（MRI）检查、CT检查。

【鉴别诊断】

1. 偏头痛

偏头痛属血管性头痛，常见于中青年和儿童。头痛位于单侧颞额的眶部，呈搏动性跳痛，常伴恶心及呕吐，为发作性头痛。头痛前可有视觉障碍，如视物模糊、视野变窄、视物有盲点或偏盲等先兆，也可无任何先兆，即出现偏头痛，一般历时数小时或数天而缓解，极少数患者呈偏头痛持续状态。少数患者偏头痛可能与紧张性头痛同时存在，以致两者难以区分。

2. 丛集性头痛

丛集性头痛属血管性疾病，与下丘脑功能障碍有关。头痛位于单侧颞额的眶部，重者可波及整个头部。头痛呈密集性发作，剧烈且无先兆。头痛发作迅速并可突然停止，发作时伴结膜充血、流泪、流涕及多汗。少数患者可出现上睑下垂。每天发作数次，并可在睡眠中发作。每次发作历时数十分钟至数小时，并可连续数天至数周，但缓解期可长达数月至数年之久，经对患者详细询问病史和发作观察，不难与紧张性头痛鉴别。

3. 三叉神经痛

三叉神经痛是面部三叉神经分布区的发作性短暂剧痛。每次疼痛仅数秒钟，每天发作数次至数十次。疼痛如刀割、烧灼或针刺样，常因洗脸、刷牙、说话、咀嚼而诱发。患者常可指出诱发疼痛的位置，称为"扳机点"。本病好发于中老年人，以三叉神经第 2、3 支受累较多。

4. 颅内占位性疾病引起的头痛

此类疾病包括颅内肿瘤、颅内转移癌、脑脓肿及脑寄生虫病等。此类头痛系颅内压增高所致。随着病程的进展，常伴有喷射性呕吐和眼底水肿，早期往往被误诊为紧张性头痛。对病程较短的头痛患者，除应注意眼底改变外，还应进行仔细的神经系统检查。如发现病理反射等体征出现，常提示并非紧张性头痛，而应及时进行脑 CT 或 MRI 等检查，以助鉴别。

5. 颅内慢性感染引起的头痛

此类疾病包括结核性脑膜炎、真菌性脑膜炎、猪囊尾蚴病（囊虫病）性脑膜炎及梅毒性脑膜炎等。这些脑膜炎均以头痛为早期症状，一般皆伴有发热，但部分不典型患者初期只有低热，而且脑膜刺激征阴性，颇易被误诊为紧张性头痛。

6. 自身免疫性脑膜炎引起的头痛

此类疾病包括贝赫切特综合征、Vogt- 小柳 - 原田综合征及中枢神经系统结节病。这些疾病累及脑膜或脑组织时可引起炎性反应而出现头痛，且不一定伴有发热，易误诊为紧张性头痛。

7. 颅内压力异常所致的头痛

此类疾病包括颅内低压综合征、良性颅内高压症及正常颅压脑积水。此类患者均以头痛为主，酷似紧张性头痛。此类疾病可通过腰椎穿刺测量颅压及脑 CT 检查以兹鉴别。

十九、尾骨痛案

赵某，女，38 岁，职员，哈尔滨市人。2019 年 6 月 25 日初诊。

主诉：臀及尾骨部疼痛半年余。

现病史：患者半年前带女儿去江面溜冰，不慎滑倒坐在冰面上，起来后没有什么不适感，臀部及腰部活动自如，没有疼痛，故未在意。3天后在单位上班，大约10点突然感到臀部疼痛，前往医院就诊，骶尾部X线片、CT片未发现异常，医生针对症状开具止痛药，并建议家庭理疗。半年来病情逐渐加重，曾辗转多个医院就诊，最终诊断为尾骨痛，曾口服止痛药、抗抑郁药物，接受各种理疗，均未缓解症状。疼痛部位集中在尾骨处，坐位时疼痛更甚，已严重影响正常工作与生活。

查体：坐立不安，睡眠欠佳，不敢仰卧（压迫尾骨及臀部疼痛），只能侧卧，尾骨部位压痛（+），腰活动正常。

刻下症：臀及尾骨部稍见肿胀，呈持续性钝痛，坐位时加重，表情痛苦，精神疲倦，眠差，饮食、二便差。舌淡，体胖大，少苔，脉沉细无力。

辅助检查：自备骶尾部X线片、CT片，未见异常。

既往史：无。

诊断：西医诊断：尾骨痛。

中医诊断：骶尾痛证。

经络辨证：督脉病候。

治则：经络辨证，循经取穴，配合调神益智止痛法。

选穴配方：长强穴、人中穴（水沟穴）、攒竹穴（双侧）、足运感区（双侧）、情感区。

操作手法：长强穴位于尾骨尖端，速刺得气泻法不留针。人中穴，针尖稍斜向鼻根方向刺入1.5寸深，捻转得气（1分钟左右）。攒竹穴透睛明穴，以得气为度。足运感区、情感区运用"经颅针刺刺激疗法"，要求捻转频率每分钟200次以上，连续捻转3～5分钟，休息15分钟后再行针1次，连续3次，可长留针。

疗效：针1次情况明显好转，疼痛减轻，夜里睡觉可以平卧

（半年来从没有过），并且可以长时间坐一会儿，尾及臀部疼痛程度减轻，共治疗 7 次，痊愈。

评价：痊愈。

【按语】

尾骨痛是位于尾骨部位的神经痛，常放射至下骶部和会阴部，女性较男性多见。通常由于跌倒臀部着地而致尾骨和骶骨下端挫伤或骨折，也有的在过长的产程或直肠术后发生，另一少见原因是高血钙症。站立、端坐或步行均可使疼痛加重，用力排便，牵掣附着于骶骨的肌肉也可诱发疼痛，局部按压或肛门指诊均有明显疼痛。目前没有特效的治疗方法。

本案采用循经选穴"病在下取之上"，配合调神镇痛法。局部选取长强穴，以通经活络，取通则不痛之理。督脉起于下极之俞，并于脊里，上至风府……入络于脑。足太阳经……其支者，从腰中，下夹脊，贯臀。人中穴、攒竹穴可引瘀阻的经脉之经气上行，气行则血行，脉通则痛止。长强穴有助于前两脉通经活络。足运感区应用"经颅针刺刺激疗法"可抑制痛觉向中枢传递的信号，对腰以下的疼痛、麻木、灼热或厥冷等感觉异样均有特殊的效果，对尿道综合征、肛门直肠痉挛综合征、周围神经病变引起的下肢感觉异常都有显著的即刻与远期效应。

患者在长期的病痛折磨下，寝食难安，出现精神情志应激为正常现象，所以调神对疾病的改善以至于恢复是十分重要的。情感区应用"经颅针刺刺激疗法"，对于改善神志失调有特殊疗效。神安则痛减。诸法合用，相互协调，达到了治愈疾病的目的。

附：尾骨痛

尾骨痛是指各种原因，如尾骨或骶尾关节损伤、感染、肿瘤、分娩后、肛门直肠术后、妇科手术及尾骨周围部位自发性疼痛的综合征，女性高发。

【临床表现】

尾骨痛通常发生在坐着或坐久后，疼痛程度根据座椅的软硬或坐的时间长短而痛感不同。通常会感觉尾骨有刺痛，尾骨周围非常敏感，用手指轻轻按尾骨时均会感觉十分刺痛，有时疼痛感可延至腿部。有的人在排便时或月经时尾骨特别痛。因疼痛而常坐向不痛的一方，可导致骨盆出现问题，甚至出现神经压迫症状，令背部、脚部麻痹及疼痛。

二十、腰椎间盘突出症案

齐某，男，37 岁，工人，哈尔滨市人。2019 年 6 月 28 日初诊。

主诉：腰痛牵扯腿痛半年余。

现病史：患者半年前开车去外地，连续开车 6 个多小时，下车后腰痛不能行动。当天下午前往当地医院就诊，腰部 CT 显示腰 5、骶 1 间盘突出，收入院进行治疗。静点甘露醇、骨肽，同时做牵引、推拿、理疗等，半个月后疼痛减轻出院。遗留右小腿外侧、后部疼痛，脚掌麻木。又辗转几个医院就诊，会诊诊断为椎间盘突出压迫神经，建议手术治疗。患者不想手术，而寻求针灸治疗。

查体：脊柱序列正常，脊柱中线及右侧压痛明显，直立脊柱向右侧弯，前俯后仰功能尚可，向右后方弯曲小腿麻痛，右下肢大腿外侧按压时紧张度高，疼痛性质为针刺样，双膝腱反射对称，右跟腱反射减弱，右小腿外侧感觉减退，无病理反射。$L_{4\sim5}$、$L_5 \sim S_1$ 棘突下压痛（＋），叩击痛（＋），棘突旁侧压痛（＋），右腿直腿抬高试验（＋），"4"字试验（＋）。

刻下症：腰骶部疼痛剧烈，痛连臀腿，大腿外侧呈放射性酸胀感，小腿外侧至脚掌及第4趾呈麻木感，弯腰、转侧、劳累、久坐时疼痛可加重，自主站立、行走受影响，平躺时疼痛缓解。神清，精神可，口苦，咽部干涩，纳食不香，二便调，寐差，偶有头晕头痛，无胸闷心悸。舌暗，苔薄黄，舌下脉络迂曲，脉弦涩。

辅助检查：自备腰部CT显示：腰5、骶1间盘突出，腰椎骨质增生。

既往史：无。

诊断：西医诊断：腰椎间盘突出症。

中医诊断：痹病。

经络辨证：足太阳膀胱经病候、足少阳胆经病候。

治则：经络辨证，循经取穴，配合调神益智法。

选穴配方：瞳子髎穴（右侧）、风池穴（右侧）、攒竹穴（右侧）、左神聪穴（足运感区）、宁神穴

操作手法：瞳子髎穴，针尖朝向太阳穴透刺，捻转得气，行针约1分钟。风池穴，针尖斜向颈椎方向刺入1.5寸，得气后施以泻法。攒竹穴，针尖朝向睛明穴，以得气为度。足运感区运用"经颅针刺刺激疗法"，要求捻转频率每分钟200次以上，连续捻转3～5分钟，休息15分钟后再行针1次，连续3次，可长留针，使积攒的刺激量穿过颅骨而直接作用于大脑，达到调节神经功能的作用。宁神穴，位于督脉上，针尖向后平刺1.0寸，应用"经颅针刺刺激疗法"，使刺激达到大脑额叶，以调节神志。令患者站立并活动腰部，做对抗动作，观察症状表现（即我们所说的"运动针法"）。针刺上述穴位施以疗法后观察疗效，并配合局部选穴：右腰5骶1夹脊穴、阳陵泉穴、丘墟穴、承山穴、昆仑穴，得气后加电针。其中腰5骶1夹脊穴针尖斜向脊柱方向刺入2寸深，

针感向下传导最好，其他穴位常规操作。

疗效：针 1 次显效，患者自述腰已不痛，右小腿外侧疼痛、麻木减轻，足底麻木感消失，走路腿已不感觉疼痛，整体感觉好了一大半。后续治疗因患者有事没有坚持。1 次治疗后，好转百分之七八十，已不影响工作和正常生活。

评价：显效。

【按语】

足太阳膀胱经"其支者，从肩膊内左右别，下贯胛，夹脊内，过髀枢，循髀外后廉下合腘中，以下贯踹内，出外踝之后，循京骨至小趾外侧"。足少阳胆经循行"以下循髀阳，出膝外廉，下外辅骨之前，直下抵绝骨之端，下出外踝之前，循足跗之上，入小趾次之间"。本案根据疼痛和麻木感觉异常部位判断来自于足少阳胆经和足太阳膀胱的支配。阳盛极而下，阳气过盛导致下部经脉瘀阻而产生该经脉所支配部位的疼痛等诸症。该患者急性期在医院治疗后疼痛已缓解，尤其是腰疼明显改善，但小腿肚和足底麻木、疼痛改善不明显，仍呈现腰骶神经根受压产生的投射性症状。所以按循经取穴原则：病在下者，取之于上，即是下病上取，或病在下者高取之。选胆经的瞳子髎穴、膀胱经的攒竹穴、胆经的风池穴以引经气上行，气行则血行，血行痛自止。配合足运感区（即四神聪穴左右各一），运用"经颅针刺刺激疗法"，使刺激信号通过颅骨作用于大脑的感觉中枢而达到镇痛之效。久病必伤神、调神则痛减，上守神、粗守形，彰显出医者之高明。

附：腰椎间盘突出症

腰椎间盘突出症是较为常见的疾患之一，主要是因为腰椎间盘各部分（髓核、纤维环及软骨板），尤其是髓核，有不同程度的退行性改变后，在外力作用下，椎间盘的纤维环破裂，髓核组织从破裂之处凸出（或脱出）于后方或椎管内，导致相邻脊神经根遭受刺激或压迫，从而产生腰部疼痛，表现为一侧下肢或双下肢麻木、疼痛等。腰椎间盘突出症以 $L_{4\sim5}$、$L_5\sim S_1$ 发病率最高，约占 95%。

【临床分类】

从病理变化及 CT、MRI 表现，结合治疗方法可分为以下几种类型。

1. 膨隆型

纤维环部分破裂，而表层尚完整。此时髓核因压力而向椎管内局限性隆起，但表面光滑。该型经保守治疗，症状多可缓解或治愈。

2. 突出型

纤维环完全破裂，髓核凸向椎管，仅有后纵韧带或一层纤维膜覆盖，表面高低不平或呈菜花状，常需手术治疗。

3. 脱垂游离型

破裂凸出的椎间盘组织或碎块脱入椎管内或完全游离。此型不仅可引起神经根症状，还容易导致马尾神经症状，非手术治疗往往无效。

4. Schmorl 结节

髓核经上下终板软骨的裂隙进入椎体松质骨内，一般仅有腰痛，无神经根症状，多不需要手术治疗。

【临床表现】

患者常有感受风寒湿外邪、筋骨劳损及跌仆闪挫等病史。根据患者年龄和病程、突出椎间盘的位置和大小、对神经的压迫及神经的炎症反应程度不同，常见的症状为：①放射性神经根痛。

②受累神经根支配的肌肉无力和／或神经支配区感觉异常。③可伴有急性或慢性腰背部疼痛，腰部活动受限或代偿性侧凸。④儿童及青少年患者常表现为腘绳肌紧张。⑤马尾综合征。

体征：①受累神经根支配的运动和／或感觉障碍，腱反射减弱。②神经牵拉试验阳性，主要包括股神经牵拉试验、直腿抬高试验、对侧直腿抬高试验、Lasègue 征和对侧 Lasègue 征。③腰椎局部压痛，腰部活动受限，椎旁肌紧张或痉挛。④马尾综合征可出现会阴部感觉障碍，肛门括约肌无力及松弛。

【辅助检查】

1. X 线检查可见脊柱侧弯，腰椎生理前凸消失，病变椎间隙可能变窄，相邻边缘有骨赘增生。

2. CT 检查可显示椎间盘突出的部位及程度。脊髓造影配合CT 检查可显示硬膜囊、脊髓和神经根受压的情况。

3. MRI 检查可以清晰地显示椎管内、脊髓内部的改变，脊髓受压部位及形态改变，对于腰椎损伤、腰椎病及肿瘤的诊断具有重要价值。

【鉴别诊断】

1. 腰椎结核

腰痛可伴有坐骨神经痛，低热，血沉增快。X 线片可显示椎间隙模糊、变窄，椎体的前缘、上缘或下缘局部骨质破坏。

2. 腰椎肿瘤

腰痛，但压痛不明显，呈渐发性持续加重，无缓解期，不因卧床休息而减轻，下肢感觉、运动功能障碍，大小便异常。MRI检查可明确诊断。

3. 腰椎椎管狭窄症

腰痛，一侧或两侧下肢牵涉痛，卧床休息症状可缓解。间歇性跛行为本病特征。CT、MRI 检查可明确诊断。

4. 强直性脊柱炎

多见于中年男性，身体瘦弱，腰背及骶髂关节疼痛，脊柱强直，各方向活动均受限。症状多与气候变化有关，血沉较快，病变呈进行性发展。早期 X 线检查可见骶髂关节及腰椎小关节模糊，后期脊柱呈竹节样改变。

5. 梨状肌综合征

主要症状是臀部痛或臀腿痛，患侧髋关节内收、内旋活动时疼痛加重，严重者可有跛行。梨状肌肌腹体表投影处可有明显压痛，并可向下肢放射，部分患者可触及深部的条索状结节或痉挛肌块。梨状肌紧张试验阳性，即患侧髋关节内收、内旋活动时疼痛加重，直腿抬高试验＜60°时疼痛加重，而＞60°时疼痛反而减轻，梨状肌局部封闭后疼痛会消失。

6. 第三腰椎横突综合征

第三腰椎横突综合征为腰椎管外病变，该横突尖部软组织因损伤而引起一系列的病理变化，并导致腰痛或腰臀痛。多发生于青壮年、腰背肌较弱者，多见于男性、有外伤史和长期工作姿势不良者。主要症状表现为腰部及臀部疼痛，活动时加重，俯卧位检查时可触及一侧或两侧竖脊肌轻度痉挛及压痛。可在第三腰椎横突末端扪及硬结和条索状物，触压痛明显，有时可在臀中肌后缘或臀大肌上缘扪及条索状物及压痛。直腿抬高试验阴性，无神经根刺激症状，化验及影像学检查无特殊异常。

7. 臀肌筋膜炎

发病部位疼痛，多为酸痛不适，肌肉僵硬板滞，或有重压感，有时可扪及皮下、变性的肌筋膜和纤维小结。晨起、天气变化或受凉后症状加重，活动后疼痛减轻，常反复发作。急性发作时，局部肌肉紧张、痉挛，活动受限。

二十一、坐骨神经痛案

黄某，男，32岁，工人，哈尔滨市人。2019年6月26日初诊。

主诉：右侧臀部、大腿后侧及小腿外侧疼痛半月余。

现病史：患者两周前久坐后感觉右腿麻木，起身活动后症状稍缓，并未在意，次日晨起出现右侧臀部、大腿后侧及小腿外侧疼痛，伴活动受限，立即于当地医院就诊，诊断为坐骨神经痛，并给予对症治疗（具体治疗不详），效果欠佳，遂寻求针灸治疗。

查体：右腿略屈曲，直腿抬高试验（＋），膝腱、跟腱反射减弱，无病理反射。环跳穴、阳陵泉穴、丘墟穴压痛（＋），第4、5腰椎棘突与椎旁压痛明显，Lasegue（＋）。肌力、肌张力正常。

刻下症：扶持来诊室，表情痛苦，腰臀部间歇性疼痛，疼痛向右大腿后侧、小腿外侧及足背外侧放射，疼痛遇劳加重，卧则减轻，腿膝无力。精神欠佳，睡眠差，饮食正常，二便正常。舌质红，苔薄白，脉弦。

辅助检查：自备腰部CT报告显示：腰4～5椎间盘膨出，余无著变。

既往史：无。

诊断：西医诊断：坐骨神经痛。

中医诊断：痹病。

经络辨证：足少阳胆经病候、足太阳膀胱经病候。

治则：经络辨证，循经取穴。

选穴配方：足运感区（左侧）、攒竹穴透睛明穴（右侧）、瞳子髎穴透太阳穴（右侧）、风池穴（右侧）、侠溪穴（右侧）、昆仑穴（右侧）、绝骨穴（右侧）、阳陵泉穴（右侧）、承山穴（右侧）、殷门穴（右侧）、环跳穴（右侧）。

操作手法：左侧足运感区应用"经颅针刺刺激手疗法"，每分钟捻转200次以上，连续捻转3～5分钟，每隔15分钟捻转1次，连续捻转3次，留针1小时左右，余穴得气后施以泻法。关于体穴针刺顺序，先针刺远端穴位，再针刺近端穴位，即先针刺侠溪穴和昆仑穴，得气后施以泻法，令患者活动下肢，做疼痛对抗动作（即运动针法），这样可以看出针刺的即刻效果。

疗效：针完足运感区（左侧）、攒竹穴透睛明穴（右侧）、瞳子髎透太阳穴（右侧）、风池穴（右侧），行针10分钟后，患者疼痛明显减轻，可自行站立、行走、做前俯动作，自述已好80%。又选取上述体穴，起针后活动基本自如。1次治愈。

评价：痊愈。

【按语】

本病属于中医学"痹证"范畴，辨证方法多以八纲辨证为主。风寒湿三邪侵入经络，致气血瘀滞，经络堵塞而发生本病。采用经络辨证，根据疼痛的部位与经络循行路线进行选穴与配方，疗效显著，尤其是即刻效果十分明显。

足少阳胆经"……从缺盆下腋，循胸，过季胁，下合髀厌中，以下循髀阳，出膝外廉，下外辅骨之前，直下抵绝骨之端，下出外踝之前，循足跗上，入小趾次趾之间"，髀厌同髀枢（髋关节），外辅骨前（腓骨小头前阳陵泉穴），所以臀、大腿外侧（髀外侧）、膝外侧（膝阳关穴）、阳陵泉穴、绝骨穴与丘墟穴均由足少阳胆经所支配。足太阳经循行"……从腰中下夹脊，贯臀，入腘中。其支者，从膊内左右别下贯胛，夹脊内，过髀枢，循髀外后廉下合腘中，以下贯腨内，出外踝之后，循京骨，至小趾外侧"。这里的臀、大腿后面、腨（小腿后面即腓肠肌）外踝下至小趾均出足太阳膀胱经支配。因为疼痛的部位分布于臀、大腿后侧、小腿外侧、外踝与足小趾，根据经络循行主要累及足太阳膀胱经与足少阳胆经，按"病在下者高取之"的原则，选足太阳经的攒竹穴透睛明穴、瞳子髎穴透太阳穴、风池穴，配合左侧足运感区。阳盛极而下，阳脉瘀阻过盛必然引其经气下行，气行血则行，血行脉自通，通则不痛。足运感区应用"经颅针刺刺激疗法"，其产生的刺激信号可直接作用于大脑皮层抑制痛觉信号的传递。

附：坐骨神经痛

坐骨神经痛是以坐骨神经分布区域疼痛为主的综合征。多数病例是继发于坐骨神经局部及周围结构的病变，对坐骨神经造成刺激、压迫与损害，称为继发性坐骨神经痛。少数原发性坐骨神经痛见于坐骨神经炎等。

【临床表现】

1. 一般症状

（1）疼痛主要局限于坐骨神经分布区域，如大腿后侧、小腿后外侧及足部，疼痛剧烈者可呈特定的姿势，如腰部屈曲、屈膝、脚尖着地等。病变部位位于神经根时，咳嗽、打喷嚏等造成椎管内压力增加时疼痛加重。

（2）肌力减退的程度可因病因、病变部位与损害的程度不同而有所差异，可有坐骨神经支配肌肉全部或部分肌力弱或瘫痪。

（3）可有坐骨切迹处，坐骨神经干的压痛。

（4）有坐骨神经牵拉征、Lasegue 征及等位征阳性。此征的存在常与疼痛的严重程度呈正比。局麻坐骨神经根或神经干此征可消失。

（5）跟腱反射减退或消失，膝反射可因刺激而增高。

（6）可有坐骨神经支配区域各种感觉的减退或消失，包括外踝的振动觉减退，亦可有极轻的感觉障碍。

2. 坐骨神经炎

常伴随各种类型的感染及全身性疾病发生，如上呼吸道感染。因坐骨神经较为表浅，受潮或受寒时易发生坐骨神经炎，全身性疾病发生坐骨神经炎时应注意有无胶原病及糖尿病等并发。

3. 继发坐骨神经痛

（1）腰椎间盘突出：是坐骨神经痛最常见的原因，多发于腰4～5及腰5～骶1，约1/3病例有急性腰部外伤史，多数患者发生于20～40岁之间，临床特点是有数周甚至数月的腰背疼痛，之后出现一侧下肢的坐骨神经痛。体格检查除具有坐骨神经痛的一般体征外，同时伴有腰背肌紧张、腰部活动受限、脊柱侧弯、病变部位的棘突压痛。

（2）腰椎骨性关节病：多见于40岁以上者，亚急性、慢性起病，多有长期腰痛史，坐久站起困难，站久坐下困难，临床上可表现为一侧或两侧的坐骨神经痛及腰部的症状。

（3）腰骶椎先天畸形：常见于腰椎骶化、骶椎腰化以及隐性脊柱裂等。隐性脊柱裂可表现除坐骨神经痛外，常有遗尿史，体格检查常伴有足畸形、腰骶部皮肤异常，如肛门后方的小凹、骶部中线上的小血管瘤。

（4）骶髂关节炎：常见于类风湿、结核性病变。在关节囊有渗出破坏时易刺激腰4～5神经干，部分患者可伴有坐骨神经痛。

【辅助检查】

1. 影像学检查

影像学检查对于疾病诊断具有十分重要的意义，包括腰骶椎、骶髂关节的X线片，脊柱MRI，脊髓造影加CT，除临床的盆腔物理诊断外，可做盆腔的 CT 或 MRI。

2. 电生理检查

（1）椎旁肌的 EMG 可以协助鉴别根性坐骨神经痛与远端病变。

②股二头肌短头的 EMG 可协助鉴别坐骨神经外侧与腓总神经病变。

③有骨盆骨折或股骨骨折的患者难于进行常规体检，EMG 可协助评价神经功能。

④股神经与腓总神经的运动神经传导速度及 F 波可能有异常，坐骨神经传导速度很难刺激到病变近端。

3. 其他

应用皮质类固醇或局麻药物注入梨状肌，如果疼痛缓解则有助于梨状肌综合征的诊断。

【鉴别诊断】

应注意与腰肌劳损、臀部纤维组织炎等臀部及大腿后部疼痛的疾病相鉴别，这些均是局部疼痛，无感觉障碍、肌力减退与跟腱反射减退等神经系统体征。

二十二、胃脘痛案

李某，女，18 岁，师范学校学生，绥化市人。1961 年初诊。

主诉：胃剧烈疼痛 3 小时。

现病史：患者夜里睡眠中突感胃疼，疼痛剧烈，难以忍受。同学去校医室无人，没办法在附近住户家找辆马车，两名同学陪着送绥化市人民医院。因为天黑，车夫路不熟，也不好走，走了近 1 个小时才到市里（因为绥化师范学校在郊区，夜里能找到一辆马车已属不易）。当时我在医院实习，医院只有门诊，夜里不开急诊。我们实习白天出诊，晚上住在诊室。那天晚上我和另一名同学住在诊室，夜里12点多钟有人敲门，车夫背着一个女孩和两名女学生慌慌张张进了诊室。我们让她们去县医院，因为没有值班医生，我们只是实习医生，没有独立处理患者的权力。加之女孩病很重，耽搁了会有生命危险。但两个学生和车夫以各种理由坚持不走。为此我了解了病史，检查见患者意识不清，不回答问话，双手捂着肚子，蜷缩在诊床上，偶尔呻吟，面色苍白，脉细数，血压110/70mmHg，双侧瞳孔等大，对光反射存在，其他检查均不能配合。据此考虑"急腹症"。在任何治疗和检查条件均不具备的情况下，我提出针灸试试，如果没效赶快去县医院。征得同意后，我根据经验，认为足三里穴是治疗胃脘痛最好的穴位。患者无法合作，不能平卧，只能采取双腿侧卧、屈曲的体位，因为正值夏季，穴位暴露也方便。足三里穴消毒，用二寸毫针刺入1.5寸深，应用快速提插、捻转泻法。因患者神志欠清，无法回答针刺的感觉，只能从手下的沉紧感判断是否"得气"，大约1分钟左右听到女孩"哎哟"一声，并长长地出了一口气，再看看患者竟然睁开了眼睛，能够翻身平躺了，说一句话："方才疼死我了，现在不疼了。"患者神志已清，可以回答问话。我们又简单进行了查体：腹部柔软，无压痛，肝脾均未触及。留针30分钟，并行针3次，出针后患者已恢复如常人，自行走出医院。这是我第1次应用针灸疗治疗，从此也使我对针灸有了浓厚的兴趣，也为我后来从事针灸临床奠定了基础。

诊断：西医诊断：急性胃痉挛。

中医诊断：胃脘痛。

经络辨证：足阳明胃经病候。

治则：经络辨证，循经取穴。

选穴配方：足三里穴（双侧）。

操作手法：提插泻法，捻转泻法。

疗效：1次治愈。

评价：痊愈。

【按语】

足三里穴是足阳明胃经的下合穴，是治疗胃部疾病的常用穴位。四总穴歌记载："肚腹三里留，腰背委中求，头项寻列缺，面口合谷收。"现代研究发现，足三里穴具有促进胃肠蠕动、改善胃肠平滑肌痉挛、促进消化、调节胃肠功能的作用。足三里穴也是身体强壮保健的常用穴位。它不仅对胃肠疾病的治疗有效，而且在提高人体免疫力、补益正气方面也有良好的作用。

附：胃脘痛

胃脘痛是指以胃脘近心窝处疼痛为主症的病证，是临床常见病证，常伴有上腹胀、纳呆、恶心、呕吐、嘈杂、反酸、嗳气等症状。

有关胃脘痛的论述始见于《黄帝内经》。《素问·六元正纪大论》曰："木郁之发，民病胃脘当心而痛，上肢两胁痛，膈噎不通，食饮不下。"其为后世医家研究和治疗胃脘痛奠定了基础。汉代张仲景创大建中汤、附子粳米汤、芍药甘草汤、吴茱萸汤、小建中汤和黄芪建中汤等方，为后世治疗胃脘痛的常用方。唐代孙思邈的《备急千金要方·心腹痛》有9种心痛之说。宋代严用和的《济生方》进一步对9种心痛进行阐述。金元时期李杲在《兰室秘藏》卷二立"胃脘痛"一门，将胃脘痛与心痛相鉴别，拟草豆蔻丸、神圣复气汤、麻黄豆蔻丸三方。朱丹溪《丹溪心法》曰"脾病者，食则呕吐，腹胀喜噫，胃脘痛，心下急"，明确指出心痛实指胃脘痛，其病以中焦脾胃病变为主。

胃脘痛多见于西医学的上消化道疾病，常见疾病有急（慢）性胃炎、消化性溃疡、功能性消化不良、胃下垂、胃黏膜脱垂等。因胃癌、肝炎、胆囊炎、胰腺炎、肺炎、心肌梗死等疾病引起的上腹部疼痛不在本病证范围。

【鉴别诊断】

1. 胃痛与真心痛

真心痛是心系病变所引起的心痛证，多见于老年人，表现为当胸而痛，其多刺痛，动辄加重，痛引肩背，常伴心悸气短，汗出肢冷，病情危急。其病变部位、疼痛程度与特征、伴随症状及预后等与胃痛有明显区别。

2. 胃痛与胁痛

胁痛是以胁肋部疼痛为主要症状，可伴发热恶寒，或目黄肤黄，或胸闷太息，极少伴嘈杂泛酸，嗳气吐腐。肝气犯胃的胃痛有时亦可攻痛连胁，但仍以胃脘部疼痛为症状。两者具有明显的区别。

3. 胃痛与腹痛

腹痛是指胃脘部以下、耻骨毛际以上部位的疼痛。胃痛是指上腹胃脘部近心窝处疼痛。两者仅就疼痛部位来说，是有区别的。但胃处腹中，与肠相连，因而在个别特殊病证中，胃痛可以影响及腹，而腹痛亦可牵连于胃，这就要从疼痛的主要部位及如何起病来加以辨别。

二十三、久咳不止案

王某，男，7岁，学生，哈尔滨市人。2017年4月20日初诊。

主诉：咳嗽1月余。

现病史：患儿1个月前无明显诱因突发咳嗽，干咳无痰。于

儿童医院检查，诊断为急性支气管炎。给予口服抗炎、止咳药
（具体用药不详）治疗1周后，症状未见缓解。又前往当地中医诊
所开汤药，服1周后病情仍未见好转，夜里咳嗽阵发性加剧，影
响睡眠。遂寻求针灸治疗。

查体：体温正常（36.2℃），肺部听诊可闻及轻微散在干啰音，
咽部充血不甚，扁桃体无红肿。

刻下症：咳嗽，干咳无痰，晨起喉中干痒，劳累疲倦，食后
加重，伴恶心欲呕，纳食可，大便不干，小便正常。舌质偏红，
苔中黄厚，脉浮数。

辅助检查：肺CT显示双肺纹理增粗，血象白细胞正常范围。

既往史：无。

诊断：西医诊断：急性支气管炎。

中医诊断：咳嗽。

经络辨证：手太阴肺经病候。

治则：经络辨证，循经取穴，补肺气止咳。

选穴配方：孔最穴（双侧）。

操作手法：先在穴位处揉搓1分钟后，消毒，取1.5寸毫针，
运用指切法，针刺方向随经络走向向手指方向刺入1寸（即随而
补之），施以小幅度、轻捻转补法。行针半分钟，每10分钟1次，
留针40分钟，出针按压针孔。

疗效：针1分钟后，咳嗽停止，留针40分钟期间只咳嗽两三
声，出针后咳嗽已止。直至第二天来诊告知，昨晚一夜未咳，睡
眠很好，精神状态显著改善。患儿不想再针治，言已愈。月余之
咳针1次而愈，彰显出针灸之神效。

评价：痊愈。

【按语】

本案选双侧腕上七寸的孔最穴治疗，应用补法。孔最穴为手太阴肺经郄穴，是该经气血深聚的部位，专治本经所发的急性病。本症是肺气虚所致的咳嗽，针刺孔最穴，随而补之，慢捻轻提，出针按压针孔，以补肺经之气；揣摩指切以减少进针之疼痛，而消除小儿对针之恐惧。

中医的病、症关系密切，没有严格的界定。有许多以症为病，如咳嗽、头痛等既是某一个病的症状，也是一个疾病的病名。经络所连属的脏腑证候与经脉所循行路线的病候构成了经络辨证的基础。本例咳、喘、胸痛是手太阴肺经之脏腑病候，应选用肺经的腧穴治疗，即"本经有病本经求""既论脏腑虚实，须向经寻"。

附：急性气管－支气管炎

急性气管－支气管炎是由感染、物理、化学刺激或过敏因素引起的气管、支气管黏膜的急性炎症，常发生于寒冷季节或气温骤降时。临床表现以咳嗽为主，起病先有鼻塞、流涕、咽痛、声音嘶哑等上呼吸道感染症状或伴有发热、恶寒、头痛、全身酸痛等全身症状，持续时间一般不超过3周。本病属中医学"咳嗽"范畴，中医药治疗急性气管－支气管炎具有较好的临床疗效。

二十四、发热案

徐某，男，24岁，研究生，哈尔滨市人。2009年7月23日初诊。

主诉：发热、恶寒、无汗两小时。

现病史：患者午饭后与同学一起打篮球，大约一点半回到宿舍用冷水洗完脸后休息，大约3点钟自感身上寒冷，测体温

38.2℃，躺在床上盖了两层被子仍感觉到寒冷，自行喝姜汤，仍无好转。

查体：神清语亮，面色红润，手足微凉，心肺听诊正常。

刻下症：发热，恶寒，身痛无汗，骨节酸痛、腰痛，呼吸急促，呻吟声颤，胸闷咳嗽。舌淡红，苔薄白，脉浮数而紧。

既往史：无。

诊断：西医诊断：发热。

中医诊断：感冒。

经络辨证：奇经八脉、阳维脉病候。

治则：经络辨证，循经取穴，解表散寒祛热。

选穴配方：双侧外关穴（中药应为麻黄汤证，因煎药不便，故选针灸治疗）。

操作手法：双侧外关穴，选1.5寸毫针，针刺方向向下（手的方向），逆经循行，刺入1.2寸深，行快速捻转提插泻法，行针1分钟，留针5分钟后再施上述疗法，连续行针5次，约半小时左右，观察体温变化。出针则摇大针孔，速出而不扪。

疗效：针刺期间，行针两次，约10分钟左右，患者自觉寒冷减轻，额头微微见汗；第4次行针时自觉诸症大减，测量体温37.2℃。

评价：痊愈。

【按语】

本案患者发病正值夏季，餐后又做剧烈运动，汗出后又用冷水洗脸，致风寒袭表，卫阳受阻，不得宣泄，表现为发热、恶寒、无汗，苔白质淡，脉浮数而紧，正符合麻黄汤证。

我们应用经络辨证，辨为奇经八脉的"阳维脉"病候。《难经·二十九难》云："阳维为病，苦寒热。"这里"苦"义为厉害、严重之意；寒热则指发热恶寒，放在一起是很严重的发热恶寒的疾病。为什么选外关穴呢？该穴为手少阳三焦经腧穴，也是八脉交会穴，通于阳维脉。所以它不仅可以治疗三焦经的疾病，还可以治疗阳维脉的疾病。故本案选择外关穴，应用泻法，逆经络走行方向进针，行快捻快提插，使其针感最强，出针则摇大针孔，速出而不扪。

关于应用外关穴治疗发热已多有报道，我们临床实践也证实了这点。八脉交会穴是奇经八脉与十二经脉交会的穴位，均位于肘膝关节以下，共八穴。八脉交会穴是金元时期窦汉卿所创，又称"窦氏八穴"。阳维卫阳，主表，阳维受邪则病在表，故苦寒热；荣为阴，主里，阴维受邪则病在里，故苦心痛。公孙穴（脾经）通冲脉；内关穴（心包经）通阴维脉；后溪穴（小肠经）通督脉；申脉穴（膀胱经）通阳跷脉；足临泣（胆经）通带脉；外关穴（三焦经）通阳维脉；列缺穴（肺经）通任脉；照海穴（肾经）通阴跷脉。奇经八脉通过此八穴与十二经脉相互连通，故八脉交会穴既能治疗十二正经疾病，又能治疗奇经病。如公孙穴不仅能治疗脾胃病还能治疗冲脉病；内关穴不仅能治疗心包经疾病还能治疗阴维脉病（苦心痛、心胸内关谋）等，依此类推。

附：发热

正常人的体温受体温调节中枢调控，并通过神经、体液因素使产热和散热过程呈动态平衡，保持体温在相对恒定的范围内。发热是指致热原直接作用于体温调节中枢，体温中枢功能紊乱或各种原因引起的产热过多、散热减少，导致体温升高超过正常范围的情形。

每个人的正常体温略有不同，而且受诸多因素（时间、季节、环境、月经等）的影响。一般为 36 ～ 37℃，判定是否发热，最好是和自己平时同样条件下的体温相比较。如不知自己原来的体温，则腋窝体温（检测 10 分钟）超过 37.4℃可定为发热。

【临床分类】

临床上各种感染性疾病具有不同的热型，在病程进展过程中，热型也会发生变化。因此了解热型对于诊断、判断病情、评价疗效和预后均有一定的参考意义。

1. 根据发热程度分

（1）以口腔温度为例，发热程度可分为：①低热：37.3 ～ 38℃（99.1 ～ 100.4F）。②中热：38.1 ～ 39℃（100.6 ～ 102.2F）。③高热：39.1 ～ 41℃（102.4 ～ 105.8F）。④超高热：41℃（105.8F）及以上。

（2）以腋窝温度为例，可分为低热型（＜ 38℃）、中热型（38 ～ 39℃）、高热型（39 ～ 40℃）和超高热型（＞ 40℃）。

人体最高的耐受温度为 40.6 ～ 41.4℃（100.4 ～ 102.0F），若温度持续升高超过 41℃，则可引起永久性的脑损伤；高热持续在 42℃以上 2 ～ 4 小时常可导致休克及严重并发症；体温高达 43℃则很少存活。

2. 根据体温曲线形态分

可分为稽留热、弛张热、间歇热、双峰热、消耗热、波状热、不规则热等热型。体温曲线变化的形成机理尚未完全阐明，大多认为热型与病变性质有关。

3. 根据热程划分

可分为急性发热（热程小于两周）、长期发热（热程超过两周，且体温多在 38℃以上）、长期高热、长期低热、反复发热（周期热）。

【检查方法】

详细询问病史、认真系统地体格检查非常重要。发热的同时常伴有头昏头晕、头痛、乏力、食欲减退等非特异症状,无鉴别诊断意义,但是定位的局部症状有重要参考价值。如发热伴有神经系统症状,如剧烈头痛并发呕吐、意识障碍及惊厥、脑膜刺激征等则提示病变在中枢神经系统,应考虑脑炎、脑膜炎等疾病。老年患者有严重感染时,常有神志变化,但体温不一定很高。除上述外,还应注意询问流行病学史,如发病地区、季节、年龄、职业、生活习惯、旅游史、同病患者密切接触史、手术史、输血史、外伤史、牛羊接触史等,这些在诊断上均有重要意义,有时任何一点发现即可提供重要的诊断线索。

【鉴别诊断】

感染性发热与非感染性发热的鉴别。

1. 感染性发热

感染性发热是由各种病原体,如细菌、病毒、真菌、支原体、衣原体、立克次体、螺旋体、疟原虫等侵入机体所引起的,不论是急性还是慢性、局限性抑或全身性,均可出现发热。感染性发热多具有以下特点。

(1)起病较急,伴寒战或无寒战。

(2)常有感染中毒症状。

(3)常有感染的定位症状和体征。

(4)血象:①白细胞计数高于 $1.2 \times 10^9/L$,或低于 $0.5 \times 10^9/L$。②四唑氮蓝试验(NBT):如中性粒细胞还原 NBT 超过 20%(正常值 < 10%),提示有细菌性感染,有助于与病毒感染及非感染性发热鉴别,应用激素后可呈假阴性。③C 反应蛋白测定(CRP):阳性提示有细菌性感染及风湿热,阴性提示病毒感染。

④中性粒细胞碱性磷酸酶积分增高：正常值为 0 ～ 37，增高有助于细菌性感染的诊断，应用激素后可使之升高或呈假阳性。

2. 非感染性发热

非感染性发热不是由病原体侵入机体感染所引起，而是因无菌性坏死物质或非感染性炎症反应作用于体温调节中枢，致体温中枢功能紊乱或各种原因引起产热过多、散热减少，导致体温升高超过正常范围。非感染性发热一般具有下列特点。

（1）一般发热时间较长，常超过两个月，时间越长可能性越大。

（2）长期发热但一般情况较好，无明显感染中毒症状。

（3）常伴有贫血、无痛性多部位的淋巴结肿大、肝脾肿大等。

（4）血管 - 结缔组织疾病发热常伴有皮疹和多器官受损的表现。

（5）肿瘤性发热患者常伴有不明原因的体重明显下降等表现。

【辅助检查】

有针对性地应用检测手段和准确的检测结果有助于疾病诊断，常规检查项目有血、尿、便常规，血生化、胸片、腹部 B 超等。

1. 疑为感染性疾病

（1）炎症标志物检查：白细胞总数及分类、血沉、C 反应蛋白、唾液酸、血清转铁蛋白、血清铜蓝蛋白、PCT 测定、内毒素测定、真菌 D- 葡聚糖测定等。

（2）病原学检查：各种病原微生物的培养、涂片镜检和分子生物学 PCR 技术检测等。

（3）血清学检查：各种病原微生物抗原、抗体的检测。

（4）皮内试验：PPD、组织胞浆菌皮内试验、布鲁菌病皮内试验、肺吸虫病皮内试验、血吸虫病皮内试验和华支睾吸虫病皮内试验。

（5）影像学检查：B 超、CT、MRI、X 线等。

2．疑为肿瘤性疾病

（1）影像学检查：B 超、CT、MRI、X 线、PET、胃肠钡餐、血管造影、泌尿道造影、ERCP、PTC 等。

（2）内窥镜检查：纤维支气管镜、胃镜、肠镜、胸腔镜、腹腔镜等。

（3）肿瘤标志物：①甲胎蛋白（AFP）：原发性肝癌。②癌胚抗原（CEA）：消化道癌、肺癌。

（4）病理组织、细胞学检查：① 淋巴、皮肤、骨髓及其他脏器活检。② 免疫组化检查。

3．疑为血管－结缔组织性疾病

（1）抗核抗体检查包括：① ds-DNA 抗体：SLE。②抗组蛋白抗体：药物性 SLE、SLE、RA。③抗 SM 抗体：SLE。④抗 U1-RNP 抗体：MCTD、SLE。⑤抗 SS-A 抗体：SS、SLE。⑥抗 SS-B 抗体：SS、SLE。⑦抗 SCI-70 抗体：PSS。⑧抗 PM-1 抗体：PM、DM。⑨抗 JO-1 抗体：PM、DM 等。

（2）免疫学检查包括：①类风湿因子。②抗中性粒细胞胞浆抗体（ANCA）。③免疫球蛋白。④蛋白电泳。⑤免疫复合物等。

4．疑为免疫功能缺陷

①抗体及补体。②淋巴细胞分类计数。

二十五、灼口综合征案

姜某，女，48 岁，教师，哈尔滨市人。2019 年 7 月 25 日初诊。

主诉：舌痛伴烧灼感半年余。

现病史：患者于半年前无明显诱因出现舌痛，伴灼烧感，晨起为甚，喝水后仍不能缓解，味觉减退，影响进食，冷热刺激均加重，夜间可因干燥而寐醒，醒后难入睡，口腔黏膜肿胀及溃疡，平素怕冷，手足不温。曾前往附近医院就诊，诊断为灼口综合征，口服维生素 B_2、叶酸和抗抑郁、焦虑药等，疗效不显。患者自述半年来性格有所改变，会无缘无故地发脾气、心烦、失眠，不愿与他人交往，懒惰，不愿意做家务。

查体：痛苦面容，舌体偏瘦，舌苔薄黄、质红略干，无舌肌萎缩和形态变化。

刻下症：自觉舌体灼痛，舌面麻木，口咽干燥，伴右侧口腔黏膜稍肿胀及溃疡，味觉减退，寐欠安，纳差，二便可。

辅助检查：自备头 MRI、五官科检查报告均未见异常。

既往史：既往有慢性胃炎、肠道黑变病病史。

诊断：西医诊断：①灼口综合征。②焦虑性神经症。

中医诊断：弄舌症。

经络辨证：手少阴心经经脉病候、足太阴脾经病候、足少阴肾经病候。

治则：经络辨证，循经取穴，配合调神益智法。

选穴配方：通里穴（双侧）、太白穴（双侧）、照海穴（双侧）、百会穴、情感区、舌中穴、廉泉穴。

操作手法：通里穴、太白穴、照海穴针刺得气后施以泻法，行针使气至病所（沿所在经脉出现感传）；百会穴、情感区应用"经颅针刺刺激疗法"；舌中穴速刺不留针；廉泉穴得气后留针30分钟。

疗效：首次针灸后自觉舌疼痛、灼热感减轻，心情舒畅，表情轻松，第 2 天来诊自述睡眠好转，症状减轻。12 天（两个疗程）后诸症基本消失，患者前来赠送锦旗一面以表谢意。

评价：痊愈。

【按语】

弄舌症，即感觉舌头在口腔中不舒服，表现为各种感觉异常，或热、或凉、或疼痛麻木，故不断地活动舌，以减轻不适感。本案以循经选穴为主，通里穴为手少阴心经络穴，其络脉从该穴发出，沿本经直入舌本（舌根部），主治舌本强；太白穴为脾经原穴，足太阴脾经"……上膈，夹咽，连舌本，散舌下"；照海穴为肾经穴，足少阴肾经"……其直者，从肾上贯肝膈，入肺中，循喉咙，夹舌本"，因为这三条经脉直接与舌相连，故取其穴位治之。该患者患病日久，精神抑郁，情志不畅，故选百会穴与情感区以调畅情志；其他两穴均为局部选穴，两穴合用，可疏通舌体局部经络，是为治标。诸穴同用，切中病机，标本兼治，故效如桴鼓。

附：灼口综合征

灼口综合征（burning mouth syndrome，BMS）是一种常见的口腔黏膜疾病，是以舌部为主要发病部位，以烧灼样疼痛为主要表现的一种综合征，常不伴有明显的临床损害体征，也无特征性的组织病理学改变。患者除疼痛、烧灼、麻木、痒感外，还常伴有口干和／或味觉改变。本病患病率为 0.1%～3.9%，70% 以上为中老年女性。

本病的病因尚不明确，可能与局部因素、系统性因素和神经精神因素相关。

局部因素包括锐利牙尖、不良修复体、唾液成分改变、唾液腺功能减退、口腔菌群失调、口腔不良习惯、对某些牙科材料过敏等。系统性因素包括维生素和微量元素等缺乏、雌激素水平减退、糖尿病、甲状腺疾病、免疫功能抑制、药物不良反应等。神经精神因素包括周围神经系统的亚临床病变、中枢神经系统改变、焦虑抑郁等不良情绪或精神疾病。

二十六、舌咽神经痛案

何某，女，45 岁，职员，哈尔滨市人。2019 年 11 月 7 日初诊。

主诉：发作性舌根部、咽喉及耳道内疼痛半年余。

现病史：患者半年前因吞咽诱发舌根部、咽喉及耳道内疼痛，每次发作持续 1 ～ 2 分钟，疼痛剧烈，如锥刺样感，难以忍受，右侧尤甚。半年来身体消瘦，心情抑郁，失眠心烦，甚至有寻死的念头。曾前往多家医院就诊，诊断为舌咽神经痛。建议口服卡马西平 1 片（含量 100mg），1 日 2 ～ 3 次，服药后疼痛明显减轻，发作次数减少，但服药后出现头晕、恶心及胃部不适感，停止服药后疼痛仍发作，为摆脱日常服药，故寻求针灸治疗。

查体：咽部稍充血，扁桃体未见肿大，无耳鸣耳聋，耳道内未见异常分泌物，颜面皮肤浅感觉正常，余正常。舌淡红，苔薄白，舌下络脉迂曲。

刻下症：舌根部、咽喉及耳道内发作性疼痛，痛如刀割，吞咽时加重，每小时发作 3 ～ 4 次，平素怕冷，遇寒咳嗽，无汗，精神疲倦，眠差，纳差。

辅助检查：颈椎 CT 示双侧茎突未见明显异常，双侧椎动脉鞘旁及左侧下颌处有淋巴结影。喉镜、颅脑 MRI、甲状腺彩超、心电图等检查均正常。

既往史：无。

诊断：西医诊断：舌咽神经痛。

中医诊断：喉痹。

经络辨证：手少阴心经络脉病候、足少阴肾经病候、足厥阴肝经病候、足太阴脾经病候。

治则：经络辨证，循经取穴，配合调神益智法。

选穴配方：照海穴（双侧）、公孙穴（双侧）、太冲穴（双侧）、通里穴（双侧）、百会穴、情感区、翳风穴（患侧）、听会穴（患侧）、廉泉穴、扶突穴（患侧）。

操作手法：针刺顺序以循经选穴为先。通里穴、照海穴、公孙穴、太冲穴针刺得气后行针，使针感沿经络向上传导，气至病所效果最佳；百会穴与情感区应用"经颅针刺刺激疗法"，其他局部选穴以得气为度（并加电针）。

疗效：针1次后患者感觉良好，发作次数减少，吞咽时疼痛减轻，精神状态明显好转，卡马西平减至1天1片。连续针刺12次（两个疗程）后，卡马西平完全停用，生活恢复正常。随访半年未再复发。

评价：痊愈。

【按语】

针灸治疗舌咽神经痛不仅能减少发作，减轻疼痛，并能控制长时间不发作。我们临床治疗多例都获得了明显疗效。应用经络辨证，循经取穴法，通里穴为手少阴心经络穴，其络脉从通里穴别出，沿心经直入舌本（舌根），所以这个穴是治疗舌强不语、舌根疼痛的验穴；照海穴属于足少阴肾经，且为八脉交会穴，通于阴跷脉；足少阴肾经"……其直者，从肾上贯肝膈，入肺中，循喉咙，夹舌本"，可以治疗咽干疼痛、喑哑等咽喉疾病；太冲穴为肝经之原穴，足厥阴肝经循行"……上贯膈，布胁肋，循喉咙之后，上入颃颡（即鼻咽部）"，故可治疗咽喉疾病；公孙穴为脾经之络穴，足太阴脾经"……上膈，夹咽，连舌本，散舌下"。脾为后天之本，气血生化之源，舌咽得其精微之濡养而活动自如，音宏而语清。一旦脾脉瘀阻，舌咽失其气血之滋养则可出现舌本痛、强硬而语不清；所以舌、咽、喉疼痛与这四条经脉有密切关系。久痛则伤神，尤其是慢性剧烈疼痛久治不愈，均易伴有不同程度的神志障碍。故对于慢性疼痛患者，调节神志非常重要，神安则痛减，选取百会穴、情感区则起到调神之目的。翳风穴、听会穴、扶突穴、廉泉穴为局部选穴（这几个穴位离舌咽神经走行最近），可以起到通经活络的作用。

附：舌咽神经痛

舌咽神经痛是一种局限于舌咽神经分布区的发作性剧烈疼痛，疼痛的性质呈钻凿样剧烈疼痛，间歇性发作，每次发作数秒至1～2分钟；吞咽或咽部触碰可诱发，疼痛位于扁桃体、舌根部、咽、耳道深部。男性多于女性，通常40岁以后发病。发病原因尚不清楚，可能与舌咽神经和迷走神经脱髓鞘性变引起舌咽神经的传入冲动有关。服卡马西平有一定的止痛效果，但不宜长时间服用，手术神经根切断可以根治。

【检查方法】

神经系统检查多无异常发现。舌根部、扁桃体窝部可有扳机点。

【鉴别诊断】

常与三叉神经痛、鼻咽部肿瘤、颅底结构改变引起的疼痛相鉴别。

二十七、阴道瘙痒案

王某，女，40岁，工人，哈尔滨市人。2019年6月13日初诊。

主诉：阴道瘙痒半年余。

现病史：患者半年前无明显诱因出现阴部瘙痒，当时并未在意，并每晚用水冲洗。1周后自觉瘙痒加重。于附近医院检查，诊断为阴道滴虫，给予外用与口服药（具体用药不详）。半年来化验结果显著好转，但阴道瘙痒症状仍在，有时瘙痒难以忍受，故经介绍求助针灸试治。

查体：一般状况可，系统检查未见异常，会阴部皮肤弥漫性红肿粗糙，可见搔痕血痂。

刻下症：阴道瘙痒，白带增多，色黄赤相间，质稠有异味，精神萎靡不振，自述睡眠因阴痒欠佳，月经量少，经期2～3天。舌质淡、体胖大，苔白，脉沉细。

辅助检查：阴道分泌物涂片可见滴虫。

既往史：无。

诊断：西医诊断：阴道瘙痒。

中医诊断：阴痒。

经络辨证：足厥阴肝经络脉病候。

治则：经络辨证，循经取穴，配以安神止痒。

选穴配方：蠡沟穴、百会穴、情感区。

操作手法：蠡沟穴沿胫骨向上平刺1.5寸，得气后施以捻转补法1分钟左右，每10分钟行针1次，留针30分钟，共行针3次。百会穴、情感区应用"经颅针刺刺激疗法"，长留针。

疗效：针1次后，当晚瘙痒次数减少（每天夜里奇痒5～6次，持续十几分钟，影响睡眠，针后的夜里只痒了两次，并程度减轻，持续时间缩短）。连续针7天，瘙痒发作次数明显减少，痒的程度显著减轻，可以忍受，不影响正常生活和工作。

评价：显效。

【按语】

根据经络辨证，本病属足厥阴肝经络脉病候。"其病气逆则睾肿卒疝，实在挺长，虚则暴痒，取之所别也"。此患者乃肝经络脉之虚证。足厥阴肝经络脉之循行："足厥阴之别，名曰蠡沟，去内踝五寸，别走少阳，其别者，循胫上睾，结于茎（女子为阴部）"。百会穴、情感区则调神，上守神，粗守形，神安则诸症皆减。

附：阴道毛滴虫病

阴道毛滴虫病系由阴道毛滴虫感染所致。由于阴道毛滴虫可同时感染生殖道及泌尿道，故可引起尿道炎或膀胱炎，大部分患者无症状。本病属性传播感染，常与细菌性阴道炎、沙眼衣原体感染和淋病并存。

阴道毛滴虫病可导致不良生殖健康结局，包括子宫颈病变、子宫切除术后残端蜂窝织炎或脓肿、盆腔炎症性疾病、不孕症、增加 HIV 感染易感性、增加子宫颈癌风险，尤其是阴道毛滴虫与 HPV 共同感染时增加子宫颈癌风险更明显。阴道毛滴虫病还可能增加精神疾病风险，特别是治疗困难的阴道毛滴虫病患者，精神疾病风险更高。妊娠合并阴道毛滴虫病患者早产、胎膜早破、低体重儿、新生儿滴虫感染和新生儿死亡发生率增高。

阴道毛滴虫病对人体危害较大，持续性阴道毛滴虫病是临床治疗的难点。

【临床表现】

阴道毛滴虫病可表现为阴道分泌物增多伴异味，分泌物呈黄绿色，伴外阴瘙痒、灼热感等刺激症状，并可出现性交困难、排尿困难、尿频、下腹痛等；查体可见外阴红斑、水肿、有泡沫的黄灰或绿色的阴道分泌物、pH 值增高（pH ＞ 6），约 2% 的患者出现草莓样宫颈。阴道毛滴虫病患者也可无明显症状，在经培养证实的阴道毛滴虫病妇女中，只有11% ～ 17%出现分泌物异常、瘙痒、排尿困难或阴道灼烧感等。85%的感染者可无症状，1/3的感染者在感染6个月内出现症状，90%的患者存在泌尿道感染。

二十八、腹皮瘙痒案

周某，男，33岁，自由职业，黑龙江人。2019年10月7日初诊。

主诉：腹皮瘙痒3个月。

现病史：患者3个月前与朋友一起喝酒，吃麻辣香锅。酒后回家洗澡睡觉，次日晨起自觉肚皮刺痒，腹部皮肤潮红，用手搔挠可暂时缓解。自以为与昨晚喝酒有关，未在意。中午腹皮瘙痒症状加重，难以忍受，遂至附近医院就诊，诊断为过敏性皮炎，给予口服及外用药物（具体用药不详）。用药后症状未见明显改善，后又辗转多个医院就诊，仍未得治。遂来尝试针灸治疗，以求改善症状。

查体：上腹部相当于中脘穴周围有手挠的痕迹，皮肤晦暗，无红疹，皮肤破损，无压痛，皮肤感觉检查对刺激有轻微感觉过敏，余无著变。

刻下症：面色萎黄，皮肤晦暗，干燥脱屑，腹部皮肤靠近中脘穴附近尤甚，局部破溃、增厚；精神疲倦，睡眠差，饮食、二便如常。舌淡红，苔白，脉细数。

辅助检查：不详。

既往史：既往健康，无家族病史。

诊断：西医诊断：腹皮瘙痒症。

中医诊断：瘙痒。

经络辨证：任脉络脉病候。

治则：经络辨证，循经取穴，配以安神止痒。

选穴配方：鸠尾穴（尾翳穴）、百会穴、情感区。

操作手法：鸠尾穴，选取 1.5 寸毫针，向脐方向平刺 1.2 寸深，得气后应用补法，每 10 分钟行针 1 次，留针 30 分钟。百会穴、情感区运用"经颅针刺刺激疗法"，长留针。

疗效：针刺过程中，行针 10 分钟后，患者自觉腹部轻松，痒感较之前减轻，用手触摸感觉过敏消失，精神状态明显改善。患者自述好一多半了。连续针灸 7 次，痊愈。

评价：痊愈。

【按语】

腹皮瘙痒为任脉之络脉病候。经曰任脉之络脉为病"实则腹皮痛，虚则痒搔"，治疗应"取之所别也"。其循行路线为"任脉之别，名曰尾翳，下鸠尾，散于腹"（尾翳，即鸠尾穴，剑突下 0.5 寸取之）。该患者证候为"腹皮痒"，属任脉之络脉虚证，故针鸠尾穴施补法以治之。久病则伤神，神复则助其病愈，故配以百会穴、情感区，调畅情志，神安则诸症皆减。

附：皮肤瘙痒症

皮肤瘙痒症是一种无明显原发性皮肤损害，而以瘙痒为主要症状的皮肤病。中医称之为"风瘙痒"，历代中医文献根据不同皮损及发病部位有不同名称，如"痒风""阴痒"等。《外科证治全书·痒风》记载"遍身瘙痒，并无疥疮，搔之不止"。

【临床表现】

皮肤阵发性瘙痒，痒无定处或局限于身体某些部位，以阴部、肛门周围、头皮、小腿较为常见。无原发皮损，反复搔挠可见搔痕、血痂、色素沉着与苔藓样变等继发皮损，甚至继发感染引起毛囊炎、疖、淋巴结炎等。本病易反复发作，有发于秋末冬季，因寒冷干燥而诱发者；亦有发于夏季，因潮湿多汗而诱发者。全身性瘙痒包括老年性瘙痒症、冬季瘙痒症、夏季瘙痒症等。局限性瘙痒包括肛门瘙痒症、阴囊瘙痒症、女阴瘙痒症等。

【鉴别诊断】

1.疥疮

疥疮好发于指缝、大腿内侧、阴囊等皮肤薄嫩皱襞处，皮损有丘疱疹、小水疱、隧道等，检查可见疥虫或虫卵。

2.虱病

虱病可有全身瘙痒，但是主要在头部及阴部，检查可找到虫卵或成虫，有传染性。

3.神经性皮炎

神经性皮炎是一种慢性瘙痒性皮肤病，皮损以苔藓样变为特点，好发于颈项、肘部等摩擦部位，瘙痒剧烈。根据好发部位、皮损特点可鉴别。

二十九、腹皮神经痛案

吴某，女，35岁，自由职业，黑龙江人。2019年10月9日初诊。

主诉：腹部皮肤疼痛8个月。

现病史：患者于2019年2月初无明显诱因，突然出现腹部皮肤疼痛不适，以少腹尤甚，遂到医院就诊，各项检查均未见异常，给予维生素B_1、B_6及弥可保口服治疗，效果不显。8个月来症状时轻时重，缠绵不愈，口服不少中西药物治疗，症状未见改善。遂寻求针灸治疗。

查体：腹部皮肤颜色正常，无色素沉着，轻度感觉过敏。

刻下症：双侧腹部皮肤疼痛不适，有轻微灼痛伴有麻木感。精神欠佳，眠差，纳差，二便如常。舌红，苔薄白，脉弦细。

辅助检查：不详。

既往史：无。

诊断：西医诊断：腹皮神经痛。

中医诊断：腹皮痛。

经络辨证：任脉络脉病候。

治则：经络辨证，循经取穴，配以安神止痛。

选穴配方：鸠尾穴（尾翳穴）、百会穴、情感区。

操作手法：鸠尾穴，选取 1.5 寸毫针，向脐方向平刺 1.2 寸深，得气后应用泻法，每 10 分钟行针 1 次，留针 30 分钟。百会穴、情感区运用"经颅针刺刺激疗法"，长留针。

疗效：针刺过程中，行针 10 分钟后，自觉腹皮疼痛略缓解。行针 30 分钟，不适症状明显减轻。连续针灸 7 次，痊愈。

评价：痊愈。

【按语】

由经络辨证可知，该患者腹部疼痛，其证当属任脉络脉病变。取任脉络穴鸠尾泻之，可宣畅经气，通络止痛，使病得愈。久病则伤神，神复则助其病愈，故配以百会穴、情感区，调畅情志，神安则诸症皆减。

附：皮痛

皮痛是指在无明显皮肤损害的情况下，出现疼痛感觉的病证，又称皮肤神经痛，多见于中年女性，男性也可发病。通常在外观正常皮肤上有点状或带状区出现疼痛，疼痛的程度不一，疼痛的性质多样，局部无皮肤损害。病因尚不明确，发病可能与皮肤感觉过敏有关，常见于神经官能症患者，也可见于中枢神经或周围神经系统的某些疾病。

三十、急性落枕案

解某，男，35 岁，教师，哈尔滨市人。2019 年 6 月 20 日初诊。

主诉：颈部疼痛不适，右转、后仰不能，牵掣右肩疼痛 1 天。

现病史：患者前天晚上与朋友一起喝酒，次日晨起发现头不能向右转动，不能向右侧翻身，以左手扶头勉强出行工作。曾前往附近医馆按摩理疗，未见效。在同事扶持下来寻求针灸治疗。

查体：痛苦表情，呈强迫头位，头向右、向后活动受限，右侧胸锁乳突肌、斜方肌痉挛，右上肢抬举牵扯颈部疼痛。大椎穴、风池穴处压痛明显。

刻下症：颈部疼痛不适伴活动受限，精神疲倦，睡眠差，饮食、二便如常。舌淡红，苔少，脉弦数。

辅助检查：颈椎 X 线片示项韧带钙化。

既往史：无。

西医诊断：急性胸锁乳突肌肌腱炎。

中医诊断：落枕。

经络辨证：手三阳经病候、足太阳膀胱经病候。

治则：经络辨证，循经取穴。

选穴配方：中渚穴（右侧）、后溪穴（右侧）、合谷穴（右侧）、攒竹穴（右侧）。

操作手法：中渚穴选取 1.5 寸针，斜向上方向逆经而刺，得气后施以泻法；后溪穴向劳宫穴方向透刺，施以泻法；合谷穴向劳宫穴方向透刺，施以泻法；行针 1 分钟后，令活动颈部，上抬右臂。

疗效：针刺 10 分钟后，颈部疼痛减轻，活动幅度随着疼痛减轻逐渐增大。针刺 20 分钟后，颈部活动基本正常，但过度后伸颈部仍稍感疼痛，又加刺了同侧的攒竹穴，得气后捻转 10 余次，再令其活动颈部，高举上肢，所有症状均消失，体态恢复正常。

评价：痊愈。

【按语】

本案病位在颈部，根据经络辨证辨为手三阳经为主（即手阳明大肠经、手太阳小肠经、手少阳三焦经）病候，又因患者后仰不能，可知此病已累及足太阳膀胱经。应用经络辨证，循经选穴的原则，选择首尾循经取穴法，取头面部穴位，丝竹穴（手少阳三焦经）、听宫穴（手太阳小肠经）、迎香穴（手阳明大肠经）、攒竹穴（足太阳膀胱经）。四肢部腧穴，中渚穴（手少阳三焦经）、后溪穴（手太阳小肠经）、合谷穴（手阳明大肠经）。诸穴同时应用，治疗效果显著。本案患者治疗一次愈而未再发，体现了经络辨证良好的即刻效果。

附：落枕

落枕又称急性胸锁乳突肌肌腱炎，多由外邪侵袭、姿势不良等导致经络阻滞不畅，气血难以正常濡养筋脉，不通则痛，不荣则痛。好发于青壮年，以冬春季多见。落枕的常见发病经过是入睡前并无任何症状，晨起后却感到项背部明显酸痛，颈部活动受限。这说明病起于睡眠之后，与睡枕及睡眠姿势有密切关系。

【临床表现】

一般表现为起床后感觉颈后部、上背部疼痛不适，以一侧为多；或有两侧俱痛者；或一侧重，一侧轻。由于身体由平躺改为直立，颈部肌群力量改变，导致症状进行性加重，甚至累及肩部及胸背部。多数患者可回想到昨夜睡眠位置欠佳，检查时颈部肌肉有触痛。由于疼痛，使颈项活动不利，不能自由旋转，严重者俯仰也有困难，甚至头部强直于异常位置，使头偏向病侧。查体时颈部肌肉有触痛，浅层肌肉有痉挛、僵硬，触之有"条索感"。

三十一、癫痫案

宋某，男，31岁，工人，哈尔滨市人。2019年6月28日初诊。

主诉：发作性意识丧失伴四肢抽搐15年余。

现病史：患者15年前无明显诱因突然出现四肢抽搐，两目上视，口中尖叫，喉中闻有痰声，牙关紧闭，两手握拳。持续3～5分钟，意识自行恢复，上述症状停止。醒后自感头昏、头晕，对发作过程不能回忆。于哈医大神经内科就诊，诊断为癫痫，嘱口服卡马西平片1次0.1g，1天2次。服药后病情控制不佳，药量增加至1次0.2g，1天2次。偶尔白天发作，表现为意识丧失，呼之不应，两眼瞪视，持续2～3分钟意识恢复，醒后伴乏力、嗜睡。

查体：四肢肌力Ⅴ级，生理反射存在，病理反射未引出。

刻下症：双胁肋憋胀，善太息，表情痛苦，心烦，干呕，弯腰弓背，自行以拳捶打背部，饮食、睡眠差，大便干结，排便不爽，小便尚可。舌暗红，苔薄白，脉弦细。

辅助检查：脑电图示异常AEEG，睡眠状态下弥漫性慢波及棘波、尖波。颅脑MRI检查未见明显异常。

既往史：既往有高血压病史，最高达165/100mmHg，否认家族病史。

诊断：西医诊断：癫痫病。

中医诊断：痫病。

经络辨证：督脉病候、足太阳膀胱经病候。

治则：经络辨证，循经取穴，调督益脑止痉。

选穴配方：百会穴、宁神穴、申脉穴（双侧）。

操作手法：百会穴、宁神穴应用"经颅针刺刺激疗法"，每个穴位每分钟各捻转200次以上，时间持续3～5分钟，留针15分钟后再行针1次，共行针2～3次，可以长留针，但中间要求一定的疗法操作；申脉穴针刺得气后施以平补平泻法，留针20分钟。

疗效：每周针刺5次，15次为1个疗程，连续针3个疗程，已经半年未发作，抗癫痫药物已逐渐减量。

评价：显效。

【按语】

治疗此类疾病针刺选穴时通常采用经络辨证的方法，运用经络定位诊断，根据疾病发生的部位与经络循行的关系，辨病在何经、何络、何筋等。本案病位在脑，属于督脉和足太阳膀胱经病候。选取督脉之百会、宁神穴。督脉"起于下极之俞，并于脊里，上至风府，入属于脑"。"督之为病，脊强而厥"。王叔和曰："以为腰背强痛，不得俯仰，大人癫痫，小儿风痫。"歌曰："百会主治卒中风，兼治癫痫儿病惊，大肠下气脱肛病，提补诸阳气上升。"足太阳膀胱经"起于目内眦，上额，交巅……其直者，从巅入络脑，还出别下项"。《灵枢·寒热病》云："足太阳有通项入于脑者，正属目本，名曰目系，头目苦痛，取之在项中两筋间，入脑乃别阴跷、阳跷。"王叔和云："阳跷……苦腰痛，癫痫，恶风，偏枯，僵仆羊鸣，痹，皮肤身体强（一作淫）痹。"《脉经》云"癫痫，瘛疭……"张洁古云："癫痫昼发灸阳跷、夜发灸阴跷。"足太阳膀胱经申脉穴通于阳跷，足少阴肾经照海穴通于阴跷，二穴均为八脉交会穴，均有治疗癫痫的作用。

附：癫痫

癫痫，即俗称的"羊角风"或"羊癫风"，是大脑神经元突发性异常放电，导致短暂的大脑功能障碍的一种慢性疾病。据中国最新流行病学资料显示，国内癫痫的患病率为7.0‰，年发病率为28.8/10万，1年内有发作的活动性癫痫患病率为4.6‰。据此估计，中国约有900万左右的癫痫患者，其中500万～600万患者属活动性癫痫。同时每年新增癫痫患者约40万，在我国，癫痫已成为神经科仅次于头痛的第二大常见病。

由于异常放电的起始部位和传递方式的不同，癫痫发作的临床表现复杂多样，可表现为发作性运动、感觉、自主神经、意识及精神障碍。引起癫痫的病因多种多样。癫痫患者经过正规的抗癫痫药物治疗，约70%的患者其发作是可以得到控制的，其中50%～60%的患者经2～5年的治疗可以痊愈，患者可以跟正常人一样的工作和生活。

【癫痫发作分类】

目前普遍应用的是国际抗癫痫联盟在1981年提出的癫痫发作分类方案。癫痫发作分为部分性/局灶性发作、全面性发作、不能分类的发作。2010年国际抗癫痫联盟提出了最新的癫痫发作分类方案，新方案对癫痫发作进行了重新分类和补充。新方案总结了癫痫研究进展，更为全面和完整。

1. 部分性/局灶性发作

部分性/局灶性发作是指发作起始症状及脑电图改变提示"大脑半球某部分神经元首先被激活"的发作，包括单纯部分性发作、复杂部分性发作、继发全面性发作。

2．全面性发作

全面性发作是指发作起始症状及脑电图改变提示"双侧大脑半球同时受累"的发作，包括失神、肌阵挛、强直、阵挛、强直－阵挛性、失张力发作。

3．不能分类的发作

由于资料不充足或不完整而不能分类，或在目前分类标准中无法归类的发作（如痉挛性发作）。

近年新确认的发作类型包括肌阵挛失神、负性肌阵挛、眼睑肌阵挛、痴笑发作等。

【临床表现】

1．多发群体

癫痫可见于各个年龄段。儿童癫痫发病率较成人高，随着年龄的增长，癫痫发病率有所降低。进入老年期（65 岁以后）后，由于脑血管病、老年痴呆和神经系统退行性病变增多，癫痫发病率又见上升。

2．疾病症状

由于异常放电的起始部位和传递方式不同，癫痫发作的临床表现复杂多样。

（1）全面强直－阵挛性发作：以突发意识丧失和全身强直和抽搐为特征，典型的发作过程可分为强直期、阵挛期和发作后期。一次发作持续时间一般少于 5 分钟，常伴有舌咬伤、尿失禁等，并容易造成窒息等伤害。强直－阵挛性发作可见于任何类型的癫痫和癫痫综合征中。

（2）失神发作：典型失神表现为突然发生，动作中止，凝视，叫之不应，可有眨眼，但基本不伴有或伴有轻微的运动症状，结束也突然。通常持续 5 ～ 20 秒，罕见超过 1 分钟者。主要见于儿童失神癫痫。

（3）强直发作：表现为发作性全身或者双侧肌肉强烈持续的收缩，肌肉僵直，使肢体和躯体固定在一定的紧张姿势，如轴性的躯体伸展背屈或者前屈。常持续数秒至数十秒，但是一般不超过1分钟。强直发作多见于有弥漫性器质性脑损害的癫痫患者，一般为病情严重的标志，主要为儿童，如 Lennox-Gastaut 综合征。

（4）肌阵挛发作：是肌肉突发快速短促的收缩，表现为类似于躯体或者肢体电击样抖动，有时可连续数次，多出现于觉醒后。可以是全身动作，也可以是局部动作。肌阵挛临床常见，但并不是所有的肌阵挛都是癫痫发作，既存在生理性肌阵挛，又存在病理性肌阵挛。同时伴 EEG 多棘慢波综合的肌阵挛属于癫痫发作，但有时脑电图的棘慢波可能记录不到。肌阵挛发作既可见于一些预后较好的特发性癫痫患者（如婴儿良性肌阵挛性癫痫、少年肌阵挛性癫痫），也可见于一些预后较差的、有弥漫性脑损害的癫痫综合征（如早期肌阵挛性脑病、婴儿重症肌阵挛性癫痫、Lennox-Gastaut 综合征等）。

（5）痉挛：指婴儿痉挛，表现为突然、短暂的躯干肌和双侧肢体的强直性屈性或者伸性收缩，多表现为发作性点头，偶有发作性后仰。通常肌肉收缩的整个过程为 1～3 秒，常成簇发作。常见于 West 综合征，其他婴儿综合征有时也可见到。

（6）失张力发作：是由于双侧部分或者全身肌肉张力突然丧失，导致不能维持原有的姿势，出现猝倒、肢体下坠等表现，发作时间相对短，持续数秒至 10 余秒多见，发作持续时间短者多不伴有明显的意识障碍。失张力发作多与强直发作、非典型失神发作交替出现于有弥漫性脑损害的癫痫，如 Lennox-Gastaut 综合征、Doose 综合征（肌阵挛 - 站立不能性癫痫）、亚急性硬化性全脑炎早期等。但也有某些患者仅有失张力发作，其病因不明。

（7）单纯部分性发作：发作时意识清楚，持续时间数秒至20余秒，很少超过1分钟。根据放电起源和累及的部位不同，单纯部分性发作可表现为运动性、感觉性、自主神经性和精神性，后两者较少单独出现，常发展为复杂部分性发作。

（8）复杂部分性发作：发作时伴有不同程度的意识障碍。表现为突然动作停止，两眼发直，叫之不应，不跌倒，面色无改变。有些患者可出现自动症，为一些不自主、无意识的动作，如舔唇、咂嘴、咀嚼、吞咽、摸索、擦脸、拍手、无目的走动、自言自语等，发作过后不能回忆。其大多起源于颞叶内侧或者边缘系统，但也可起源于额叶。

（9）继发全面性发作：简单或复杂部分性发作均可继发全面性发作，最常见的是继发全面性强直阵挛发作。部分继发全面性发作仍属于部分性发作范畴，其与全面性发作在病因、治疗方法及预后等方面明显不同，故两者的鉴别在临床上尤为重要。

【诊断】

1. 确定是否为癫痫

详细询问患者本人及其亲属或同事等目击者，尽可能获取详细而完整的发作史，是准确诊断癫痫的关键。脑电图检查是诊断癫痫发作和癫痫的最重要的手段，并且有助于癫痫发作和癫痫的分类。临床怀疑癫痫的病例均应进行脑电图检查。需要注意的是，一般常规脑电图的异常率很低，为10%～30%。而规范化脑电图，由于其适当延长描图时间，保证各种诱发试验，特别是睡眠诱发，必要时加作蝶骨电极描记，因此明显提高了癫痫放电的检出率，可使阳性率提高至80%左右，并使癫痫诊断的准确率明显提高。

2.癫痫发作的类型

主要依据详细的病史资料、规范化的脑电图检查，必要时行录像脑电图检测等进行判断。

3.癫痫的病因

在癫痫诊断确定之后，应设法查明病因。在病史中应询问有无家族史、出生及生长发育情况、有无脑炎、脑膜炎、脑外伤等病史。查体中有无神经系统体征、全身性疾病等。然后选择有关检查，如头颅磁共振（MRI）、CT、血糖、血钙、脑脊液检查等，以进一步查明病因。

【鉴别诊断】

临床上存在多种多样的发作性事件，既包括癫痫发作，也包括非癫痫发作。非癫痫发作在各年龄段都可以出现，非癫痫发作包括多种原因，其中一些是疾病状态，如晕厥、短暂性脑缺血发作（TIA）、发作性运动诱发性运动障碍、睡眠障碍、多发性抽动症、偏头痛等，另外一些是生理现象，如屏气发作、睡眠肌阵挛、夜惊等。

鉴别诊断过程中应详细询问发作史，努力寻找引起发作的原因。此外，脑电图特别是视频脑电图监测对于鉴别发作癫痫与非癫痫发作有非常重要的价值。

三十二、眶上神经痛案

曾某，女,28岁,教师，哈尔滨市人。2017年5月17日初诊。

主诉：右侧前额及眼眶上部疼痛5日。

现病史：患者5天前晨起用冷水洗完脸后，突感右侧前额及眼眶上部疼痛，开始尚能忍受，饭后疼痛加剧并伴恶心。随即去医院检查，头部CT、MRI、血压等检查均未见异常，诊断为眶上神经痛，予以对症治疗，服药（具体用药不详）3 日疼痛无明显缓解，故前来针灸治疗。

查体：神志清楚，语言表述正常，表情痛苦状，右目稍闭，举眉及前额部活动痛重，眼球各向活动正常，前额眶上（相当于攒竹穴）压痛（+），感觉正常，其他颅神经查体未见异常。

刻下症：右侧前额及眼眶上部疼痛，表情痛苦，心烦，恶心，精神疲倦，睡眠欠佳，饮食、二便差。舌暗淡，苔少，脉弦紧。

辅助检查：自备头部 CT、MRI、血压等检查均未见异常。

既往史：无。

诊断：西医诊断：眶上神经痛。

中医诊断：头痛。

经络辨证：足太阳膀胱经病候、足阳明胃经病候、手阳明大肠经病候。

治则：经络辨证，循经取穴，配以调神益智、通络止痛。

选穴配方：内庭穴（右侧）、申脉穴（右侧）、合谷穴（双侧）、百会穴、宁神穴、攒竹穴透睛明穴（右侧）、阳白穴透鱼腰穴（右侧）、丝竹空穴透太阳穴（右侧）

操作手法：先取内庭穴、申脉穴、合谷穴，得气后施以泻法，使针感沿经上传（感传）；次针百会穴、宁神穴，应用"经颅针刺刺激疗法"；最后局部选取上述三个透穴，捻转得气。

疗效：针 1 次后疼痛基本消失，当晚回家未服用止痛药；又连续针灸 3 次，疼痛消失，未再发作。

评价：痊愈。

【按语】

本案中医经络辨证属阳明头痛。足阳明胃经"起于鼻（迎香穴、手阳明大肠经），交频中，旁约太阳之脉、下循鼻外、入上齿中，还出夹口，环唇，下交承浆，却循颐后下廉，出大迎，循颊车，上耳前，过客主人，循发际，至额颅（前额部）"。足太阳膀胱经"起于目内眦，上额，交颠"。故前额、眼眶上部是手足阳明经与足太阳经支配区，遵循经络辨证原则，取内庭穴、合谷穴、申脉穴，疗效显著。百会穴、神宁穴应用"经颅针刺刺激疗法"，达到神安痛减之功效。攒竹穴透睛明穴、阳白穴透鱼腰穴、丝竹空穴透太阳穴使疼痛部位气血通调，三者合一，达到通经活络、止痛安神之功效。

附：眶上神经痛

眶上神经是三叉神经第一支的末梢支，较表浅。眶上神经痛是指眶上神经分布范围内（前额部）持续性或阵发性疼痛。眶上神经痛为经常间断性一侧或双侧球周、眶周不明原因灼痛或隐痛，眶上切迹处有明显压痛，但眼球及其附属器无器质性病变，为眼科常见病。多见于成年人，女性多于男性。

【临床表现】

眶上神经痛起病多急性，表现为一侧或两侧前额部阵发性或持续性针刺样痛或烧灼感，也可在持续痛时伴阵发性加剧，时轻时重，常伴眼球胀痛，并不耐久视，畏光，喜闭目，阅读后和夜间加重。查体可见眶上神经出口处眶上切迹有压痛、眶上神经分布区（前额部）呈片状痛觉过敏或减退。

【检查方法】

眶上神经痛起病多急性，所以检查很重要。在临床，主要检查手段有以下几种。

1. 实验室检查：对临床诊断有辅助意义。

2. 诱发电位检查。

3. 头颅 CT 及磁共振检查。

三十三、遗传性痉挛性截瘫案

林某，男，56 岁，公务员，哈尔滨市人。2012 年 4 月 6 日初诊。

主诉：双下肢走路不灵活 10 余年，近日有加重趋势。

现病史：患者 10 余年前无明显诱因出现双下肢乏力，步态不稳，伴双下肢僵硬，症状进行性加重，无明显加重减轻因素，无踩棉花感，无肢体麻木、感觉异常，左上肢腱反射活跃，右上肢腱反射未引出，双下肢腱反射亢进，双侧巴宾斯基征及查多克征（＋）。2002 年在北京协和医院确诊为遗传性痉挛性截瘫。为求针灸治疗来诊。

查体：高弓形足，痉挛性截瘫步态，双下肢远端肌肉萎缩，双上肢肌张力正常，双下肢肌力 V 级，肌张力高。双下肢锥体束征（＋），四肢腱反射亢进，髌阵挛（＋），踝阵挛（＋），四肢感觉粗测正常，闭目难立征可，一字步不稳，指鼻试验、跟膝胫试验阴性。

刻下症：踮脚走路，行走欠平稳，症状进行性加重，双上肢无明显麻木乏力，无胸部束带感，无大小便障碍，无复视，无肢体不自主抽动，睡眠差，饮食尚可。舌红，苔白，脉弦细。

辅助检查：自备核磁共振检查无显著改变。

既往史：无。

诊断：西医诊断：遗传性痉挛性截瘫。

中医诊断：痿病。

经络辨证：督脉病候。

治则：经络辨证，循经取穴，配以调神益智、通络止痉。

选穴配方：运动区（双侧）、足运感区（双侧）、大椎穴、命门穴、肾俞穴（双侧）、环跳穴（双侧）、殷门穴（双侧）、阳陵泉穴（双侧）、丘墟穴（双侧）。

操作手法：运动区、足运感区，应用"经颅针刺刺激疗法"，大椎穴、命门穴应用督脉电针法，针刺深度达到接近脊髓硬膜处，给予刺激双下肢节律不自主抽动效果佳。其余腧穴得气为度。

疗效：针1次后自觉走路灵活，步态较治疗前稳定。针刺8个疗程，每个疗程6天，症状显著好转。

评价：显效。

【按语】

遗传性痉挛性截瘫具有较高的致残率，且随着病程进展，对患者的肢体运动功能、平衡功能及生活质量影响较大。目前尚无特效的治疗方案，西医对该病治疗主要通过手术及药物治疗。常用药物为肌肉松弛药物巴氯芬，主要作用于脊髓，可通过降低传入终端兴奋性、神经元间的抑制作用、脊髓的单突触和多突触的传递，抑制兴奋性氨基酸谷氨酸和天冬氨酸的释放，来发挥缓解反射性肌肉痉挛的作用。

本病属中医学"痿病"范畴，治痿者独取阳明。督脉总督一身之阳气，故可归为督脉病候。根据循经选穴原则，选取督脉的大椎穴、命门穴。大椎穴为手足三阳经与督脉之会。督脉为诸阳之海，统摄全身阳气，而太阳主开，少阳主枢，阳明主里，故本穴可清阳明之里，启太阳之开，和解少阳。命门穴顾名思义为生命之门户，位于腰部。腰为肾之府，且督脉起于胞中，贯脊属肾，故本穴可治疗肾精不足之下肢痿痹。配合头针选穴运动区、足运感区。运动区可以治疗对侧肢体瘫痪、肌肉萎弱无力，足运感区相当于四神聪穴，对应大脑皮质的中央旁小叶所在区域，运用"经颅针刺刺激疗法"可以治疗对侧下肢瘫痪、疼痛、麻木、急性腰扭伤等。根据患者肢体功能的严重程度，局部选取肾俞、环跳、殷门、阳陵泉、丘墟等穴，运用补法，激发经气，舒经活络。

除了辨证科学、选穴准确外，另一个决定治疗结果的重要的因素就是操作疗法和刺激量。尤其是头针的操作，运用"经颅针刺刺激疗法"，只有当达到一定刺激量后才能发挥经颅刺激的作用，所谓"宁失其穴，不失其法"。在临床中，尤其要注重手法操作的重要性，本案的运动区和足运感区，疗法的精准操作可起到事半功倍的效果。

本案应用督脉电针法配以头穴"经颅针刺刺激疗法"治疗遗传性痉挛性截瘫，获得了较为满意的疗效，说明针刺治疗神经系统遗传性疾病具有一定的作用。

附：遗传性痉挛性截瘫

遗传性痉挛性截瘫是一组罕见的遗传性疾病，特征表现为进行性、脊髓性、非节段性的双下肢痉挛性瘫痪，有时伴有智力障碍、癫痫和其他脊髓外神经缺损表现。诊断依靠临床，有时需做基因检测。治疗是控制症状，包括药物缓解痉挛。遗传性痉挛性截瘫的遗传基础各种各样，且有许多未知因素。在所有类型中都存在皮质脊髓束受累，部分出现后索和脊髓小脑束变性，有时伴前角细胞的丢失。任何年龄均可发病，从出生后第 1 年到老年；起病年龄与特定的遗传方式相关，男女皆可患病。

【临床表现】

遗传性痉挛性麻痹的症状和体征包括双下肢痉挛性麻痹，伴渐进性行走困难、反射亢进、阵挛和跖伸肌反射，双上肢也可受累。感觉和括约肌功能通常是正常的。神经缺损症状并不局限于单个脊髓节段。

某些患者还会出现脊髓外的神经系统缺损表现，如脊髓小脑症状和眼部症状、锥体外系症状、视神经萎缩、视网膜变性、智力障碍、痴呆、多发性周围神经病等。

三十四、中风 - 足内翻案

赵某，男，49岁，职员，哈尔滨市人。2019年4月30日初诊。

主诉：右侧肢体活动不利，伴语言障碍半月余。

现病史：该患者半月前于工作中突然出现走路不能，语言不清，同事将其送至哈医大四院，诊断为基底节区脑梗死，住院治疗半个月（具体用药不详），症状改善不明显，为求针灸康复治疗来诊。

查体：口角左偏，右侧鼻唇沟浅，右上肢屈曲置于腹前，右足内翻。神清，语言不利，混合性失语，双侧瞳孔等大同圆，对光反射存在，眼球各向运动灵活，右侧中枢性面瘫，伸舌右偏，右上肢近端肌力Ⅱ级、远端0级；右下肢肌力Ⅲ级，肌张力高，腱反射亢进，病理征（＋）。

刻下症：右口角下垂，流涎，右侧上肢活动不利，不能独自站立，语言障碍。精神尚可，睡眠差，饮食欠佳，二便差。舌暗淡，苔少，脉弦细。

辅助检查：自备MRI示基底节区脑梗死。

既往史：脑梗死病史3年，高血压病史3年，糖尿病病史3年。无家族史。

诊断：西医诊断：基底节区脑梗死。

中医诊断：中风（中经络）。

经络辨证：阴跷脉病候、足少阳胆经病候。

治则：经络辨证，循经取穴，配以通经活络。

选穴配方：运动区（双侧）、感觉区（左侧）、语言一区（左侧）、语言二区（左侧）、情感区、完骨穴（双侧）、肩髃穴（右侧）、曲池穴（右侧）、外关穴（右侧）、合谷穴（右侧）、中渚穴（右侧）、伏兔穴（右侧）、髀关穴（右侧）、阳陵泉穴（左侧）、丘墟穴（左侧）。

操作手法：先取运动区、感觉区、语言一区、语言二区、情感区，应用"经颅针刺刺激疗法"；然后选用阳陵泉穴、丘墟穴，得气后，应用电针连续波，给予刺激后，右下肢产生节律性不自主背屈外旋动作；最后局部腧穴常规针刺，施以平补平泻法。

疗效：针刺3个疗程后（6次为1个疗程），患者足内翻减轻，走路尚可；能够理解语言，偶可说出词组；抬右臂时手可触及鼻部，并可水平外展。

评价：显效。

【按语】

本案患者为中风后遗症常见的运动功能障碍和言语功能障碍。针对运动功能障碍的治疗，根据足少阳胆经之"维筋相交"理论（"……颈维筋急，从左之右，右目不开，上过右角，并跷脉而行，左络于右，故伤左角，右足不用，命曰维筋相交"），结合现代神经解剖学与脑功能定位，首选"拮抗运动针法"，针刺双侧大脑运动区，施以"经颅针刺刺激疗法"，以激发皮质脊髓束功能，促使其更快地发挥代偿作用，进而促进偏瘫肢体的功能恢复。结合阴跷脉配以阳陵泉穴、丘墟穴通电治疗，以疏经通络，调畅气血。

当大脑优势半球梗死或出血损害了语言中枢或破坏了皮质下的与语言功能相关的联络纤维均能导致失语症。根据大脑皮质功能定位学说其可分为如下4种。

①运动性失语：运动性语言分析器位于额下回的后部

（Broca's区），该处损害产生运动性失语症，即患者具有理解语言的能力，能听懂他人的话语，但失去组合语言的功能。

②感觉性失语：感觉性语言分析器位于颞下回的后部（Wernik's区），该处损害产生感觉性失语症，即患者丧失了理解语言的能力，所答非所问，当医生检查时不能按问话的要求完成指定的动作。

③命名性失语：为顶叶角回后部的损害，该处损害产生命名性失语症，即患者不能说出物体的名称，但能说出该物体应用方法，如患者不能说出笔的名字，但可以描述出是写字用的。

④混合性失语症：为上述语言分析器的多处病变而致两种或两种以上的语言功能障碍。失语症是影响中风康复的重要因素，尤其是感觉性失语症和混合性失语症，患者无法配合医生的治疗与康复训练，严重地影响了患者各种功能的恢复。

本案患者为混合性失语症，因患者不能很好地理解语言，配合困难，故治疗当解决语言障碍为先。选用头针分区的语言一区、语言二区相配，同时运用"经颅针刺刺激疗法"，只有当达到一定刺激量后，才能发挥经颅刺激的作用，以治疗混合性失语症。对症取穴，有的放矢。

附：中风后足内翻

中风后足内翻是由于踝关节周围肌肉牵张反射控制紊乱所致，表现为足内翻并下垂或屈曲，足背屈、外翻不能或减弱，足趾屈曲并内收，随意运动能力很差，严重影响患者的生活质量和功能恢复，容易造成康复训练过程中的关节损伤，是影响患者步行功能及生活质量的主要原因之一。根据以上典型病例，腧穴的作用主要表现在3个方面。

1. 腧穴能治疗其所联属的脏腑疾病。

2. 能够治疗其所属经脉循行部位的疼痛和功能障碍性疾病。

3. 能够治疗穴位所在局部及邻近组织器官的疾病。

另外，腧穴是循经取穴的基础，也是经络辨证、选穴配方施治之必需。《灵枢·始终》云："病在上者下取之，病在下者高取之，病在头者取之足，病在腰者取之腘。"《灵枢·官针》云："远道刺者，病在上取之下，刺府输也。"这是古人应用经络辨证实践经验的精辟总结。查阅近百年的针灸专著、教材等，对于论述与应用经络辨证的内容和实践案例甚少，由此可见，后人在继承与发扬古代精华方面做得还远远不够，编辑此书的目的就是为了继承传统精华，使其发扬光大。